OBSERVATION
SUR L'ART
DES ACCOUCHEMENS.

OBSERVATION
SUR L'ART DES
ACCOUCHEMENS,

Nouvelle découverte, par laquelle on peut prévenir tous les funestes accidens qui arrivent aux Femmes qui meurent en couche.

Le tout fondé sur les principes de la Méchanique; conforme à la structure des parties, & confirmé par l'expérience.

Par M. BICHET, *ancien Chirurgien Major des Hôpitaux du Roy en Allemagne & en Espagne, & depuis Chirurgien de Messeigneurs les Princes & Enfans de France, & du Roi dans sa plus tendre jeunesse, sous les ordres de feue Madame la Duchesse de Ventadour.*

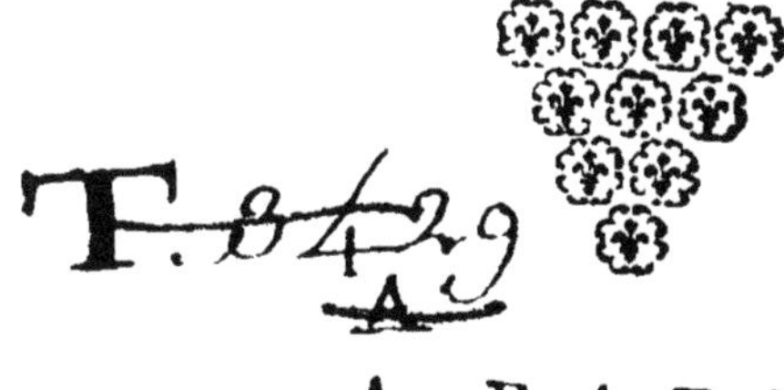

A PARIS,

Chez la veuve DELORMEL & Fils, Imprimeur, Libraires, rue du Foin, à Ste Geneviéve.

M. DCC. LVIII.

Avec Approbation & Privilege du Roi.

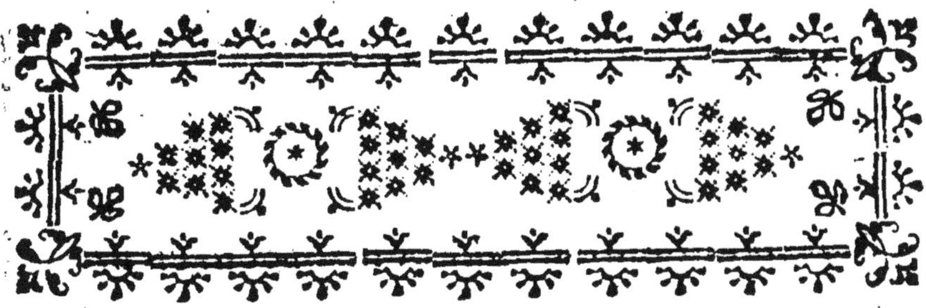

A MONSIEUR

DE LA MARTINIERE,

Conseiller, & Premier Chirurgien du Roi.

ONSIEUR,

On ne sçauroit mieux, vous nommer tel que vous l'avez mérité par votre science & votre sçavoir faire, en ce que d'abord que vous avez examiné le Roi dans sa blessure, avec une justesse d'esprit & de connoissance, par conséquent d'un coup d'œil, vous avez calmé, Monsieur,

tout ce qu'il y avoit de trifteſſe à la Cour.

Loin qu'une préſomption mal fondée m'ait fait croire que je n'avois beſoin d'aucun appui pour procurer un accueil favorable aux Obſervations que j'ai faites ſur les Accouchemens, dans une pratique de plus de trente-cinq années; je ſuis, au contraire, très-perſuadé que la protection d'une ſeule perſonne, quelqu'autoriſée qu'elle ſoit dans la Chirurgie, ne ſuffit pas pour mettre à couvert de la maligne cenſure à laquelle le premier Ouvrage d'un Auteur ſe trouve ordinairement expoſé.

Je comprends, Monſieur, que cette premiere production de mon travail ſera preſque ſûre de ſa deſtinée, ſi elle a l'honneur de paroître avec l'approbation de votre célébre Compagnie.

Je me ſuis contenté de mettre au jour quelques faits aſſez difficiles, qui me sont tombés entre les mains, & les nouvelles découvertes que j'ai faites, en pratiquant l'Art des Accouchemens, sur les causes de la mort des femmes en couche, & le moyen de les prévenir; & avec celles des tranchées, que les femmes ont aprés qu'elles sont accouchées.

J'ai crû néantmoins, Monsieur, que le simple récit de ces faits ne seroit pas inutile à ceux qui commencent de pratiquer les Accouchemens, & même à d'autres qui, sans les pratiquer, ont besoin d'être instruits des difficultés qui les accompagnent, parce que je suis persuadé que l'on ne pourra jamais faire assez d'observations sur toutes les parties de la Medecine & de la Chirurgie, afin d'aider même les habiles dans une infinité de circonstances qui se trouvent dans les faits particuliers qui s'offrent journellement, & peuvent troubler & embarrasser ceux qui ne sont pas entierement confirmés dans la pratique.

Les solides réfléxions que vous faites, Monsieur, dans vos Assemblées, dans la Science & Art de la Chirurgie les plus difficiles, & cette expérience consommée qui vous fait depuis long-tems regarder de toute l'Europe, comme les seules dépositaires des secrets d'une Profession aussi illustre dans son origine, qu'elle est nécessaire à la conservation de la vie des hommes.

Les plus plus Grands Monarques & les Princes, ne sont pas moins pénétrés, de cette vérité que le reste du peuple, puisqu'on les voit tous les jours attentifs à choisir dans votre Compagnie des Sujets capables de les aider dans leurs pressans besoins, & à qui ils puissent en toute sûreté confier le soin des personnes qui leur sont cheres.

AVANT-PROPOS.

Ce n'a été que depuis un certain nombre d'année qu'un Etre Eternel, infiniment ſage & Tout-puiſſant, a tiré du néant, par la vertu de ſa parole, ces Cieux & cette Terre que nous voyons, & où la Nature développe la grandeur & la magnificence de ſes ſpectacles merveilleux.

Il eſt inutile à la raiſon d'examiner pourquoi Dieu, qui avoit été ſeul durant une éternité, & qui ſe ſuffiſoit à lui-même, a voulu ſe faire des créatures ſpirituelles & corporelles.

Les Arts que nous voyons venir

ſi imparfaits, des Contrées où ſe fit le premier établiſſement du genre humain, & les efforts que nous faiſons tous les jours pour les perfectionner & pour nous les rendre plus utiles.

Car ſans parler de beaucoup de découvertes très-utiles que l'on a faites, comme ſont la Bouſſole, l'Imprimerie, l'Artillerie, les Téleſcopes, les Microſcopes, un Nouveau Monde auſſi grand que l'ancien, & tant de choſes nouvellement trouvées dans la Chimie, dans l'Aſtronomie, dans l'Anatomie, dans la Phiſique & dans toutes les parties de Mathématiques.

Le monde a donc encore maintenant des caractéres de nouveautés ſi éclatans, qu'il n'eſt perſonne d'un médiocre diſcernement, qui ne puiſſe avec un peu d'attention, les reconnoître tous facilement.

La nécessité de s'instruire est fort utile à tous les hommes, car ils naissent dans une ignorance si profonde de toutes choses, qu'il n'y a que des soins continuels & une application suivie, qui puissent leur procurer les connoissances qui leur sont nécessaires.

Il est vrai que l'application seule ne suffit pas, & qu'il faut encore le talent pour réussir ; mais celui qui s'attache à s'instruire autant qu'il peut, remplit au moins son devoir de ce côté-là, & il est à croire aussi que l'on est dans son talent, lorsque l'on aime assez celui qu'on exerce pour y donner tous ses soins ; a plus forte raison, ceux qui se trouvent bornés à certains talens, doivent-ils se renfermer dans un seul, & ne pas se distraire par des spéculations qui ne servent qu'à brouiller leurs idées, sans leur être d'aucun secours.

C'est ainsi que toutes les personnes acquierent ou perdent de leur réputation à mesure que ceux qui les exercent sont plus ou moins appliqués & studieux, ce qui seroit pourtant d'une petite conséquence, si le public n'y étoit interessé; mais les dommages qu'il peut en recevoir rendent la chose importante.

C'est un principe dont on ne doit jamais s'éloigner, si l'on veut réussir en quelque chose; dès que les sciences n'ont point de rapport entr'elles, il faut renoncer à l'une ou à l'autre, ou s'attendre a être médiocre en tout.

Il est vrai qu'il y a des génies heureux à qui rien n'est difficile, ils saisissent d'une premiere vûe le fort & le foible de chaque chose ; une application médiocre leur suffit pour en connoître ce qu'il y a de plus caché, mais avec tout cela il faut qu'ils déterminent leur choix, ils sont capables de toutes, mais séparément, ils ne sçauroient tout embrasser dans la pratique, quelque génie que l'on ait, il faut se fixer à un objet & le suivre.

Dans les commencemens des premiers siécles, les hommes ont travaillé & travaillent encore depuis ce tems-là de toutes les manieres, en différens ouvrages, les hommes ont cherché sur la terre des plantes & & des médicamens pour se soulager & se guérir de leurs maux pendant leur vie.

Il est vrai qu'aucune matiere n'a été traitée jusqu'ici, je ne dis pas seulement à fond, mais d'une maniere assez nette & intelligible, pour nous faire espérer de parvenir à la connoître.

Quelque progrès que l'on ait fait dans l'Anatomie, il reste encore du travail, quoiqu'on ait découvert toutes les parties principales du corps, comme leur composition, leur situation & leurs usages.

Cette science qui est fondée sur des observations que l'on peut rendre aussi fréquentes que certaines, n'est pas encore venue à sa perfection, quelques soins que l'on ait pris pour s'y conduire.

Que sera-ce donc des passions de l'ame & du cœur de l'homme, de ses sentimens, de ses mouvemens & de ses actions, dont la connoissance est plus étendue, plus difficile & plus incertaine, il n'y a point de matiere sur laquelle l'on n'ait plus écrit que sur celle-là.

Comme rien n'importe tant aux hommes que de se connoître, & de connoître leurs semblables, c'est aussi à cela qu'ils se sont le plus appliqués; mais ceux qui ont eu la capacité & le discernement nécessaire, n'ont pas eu le tems de tout découvrir, il faudroit pour cela plusieurs siécles, & la vie de plusieurs hommes ne suffit qu'à une petite partie.

Enfin il n'y a ni Arts ni Sciences ausquels on ne puisse encore beaucoup ajoûter ; la Médecine, la Chimie, la Botanique, sans en excepter les Arts que nous regardons comme portés au plus haut point, tel que l'Art de la Chirurgie, tout est encore sujet à de grandes imperfections que l'homme est capable de corriger avec le tems, mais dont il n'est pas venu à bout jusqu'ici. Dans tous les Arts & les Sciences, il faut de toute nécessité des principes, ce qui s'appelle Théorie, la raison nous enseigne & l'expérience nous rend maîtres. Dans la Médecine & dans la Chirurgie, quand il s'agit de démêler de certaines maladies, qui plus souvent n'offrent que des côtés difficiles à saisir, ou qui même ne donnent aucune pri-

se

fe que par des effets, ou par des rapports, dont on doit tirer des conféquences, avec une grande précision, il n'y a que les foins & l'application qui puisse nous donner une connoissance exacte de la nature des maladies ; les raisonnemens que nous faisons, ne tendent qu'à nous instruire nous-mêmes, ou à expliquer nos pensées, l'une & l'autre de ces vues demande beaucoup de précaution pour nous défendre de l'erreur ; ou pour nous rendre intelligibles à bien connoître les causes & les accidens qui peuvent arriver à toutes les maladies, & quand on est parvenu à cette connoissance, il est facile de découvrir le remede convenable aux Médecins & aux Chirurgiens, pour les playes ou blessures, fractures des os ou dislocations.

Dans tous les tems, les hommes se sont appliqués à faire des découvertes par leurs observations ; c'est ce qui a fait que les Sciences & les Arts se sont rendus presque dans leurs perfections ; on ne disconvient pas que nos anciens sçavans Philosophes, ignoroient la méchanique de la circulation du sang de l'homme & du fœtus humain, lorsqu'il est renfermé dans la matrice.

Nous avons cette obligation au sçavant Harvée qui a fait la découverte de celui de l'homme, ce qui a donné occasion à connoître une infinité de maladies que l'on ne connoissoit pas auparavant, & celle du fœtus humain à Mery, ancien Chirurgien principal de l'Hôpital de l'Hôtel-Dieu, grand Anatomiste, & de l'Académie de Paris.

Louwer, Auteur aussi très-sçavant, est celui qui a découvert & développé la structure du cœur que l'on ne connoissoit pas avant lui que fort imparfaitement.

Toutes ces belles connoissances m'ont favorisé par mes observations, la découverte que j'ai faite sur les accouchemens, où il arrive souvent tant de funestes accidens.

La raison qui a rendu dans tous les tems l'Art de la Chirurgie fort estimable, c'est la nécessité qu'on en a en naissant; car un Chirurgien, quand il y a du danger de la vie de l'enfant, & quelquefois de celle de la mere, dans un long & laborieux travail de la femme pour accoucher, y a-t-il d'autre secours que celui du Chirurgien-accoucheur.

L'on a vû arriver la fin de certaines familles illustres, pour n'avoir pas eu de successeurs, où les Dames n'ayent pas été assez-tôt secourues par un Chirurgien de l'Art ; car il y a des cas qui se présentent où le tems est bien prétieux.

Le commencement de la Chirurgie a été par une opération de la main en appliquant des remedes propres sur la partie du corps humain blessé, pour en procurer la guérison.

Les Chirurgiens des Armées ne sont-ils pas obligés par leurs emplois, de se trouver à toutes les Batailles pour y panser les blessés ; comme il m'est arrivé d'y panser aux Batailles de Spir & d'Ochster, entr'autres, M. le Marquis de Blinville Colbert, & M. le Comte de Verrue, tous les deux Lieutenans Généraux, blessés à mort sur le Champ de Bataille.

M. le Marquis de Courcillon, a une bataille qui s'est donnée en Flandres, fut blessé d'un coup d'arme à feu, à la cuisse, étant à la tête de son Régiment, sa blessure étoit si considérable qu'il perdoit tout son sang, & pour lui conserver la vie, on fut obligé de lui couper la cuisse sur le Champ de Bataille.

Le Poëte Homere cite plusieurs Princes & Chefs d'Armées qui pansérent les blessés pendant la Guerre de Troyes.

Nous lisons dans Tite-live, Auteur, que Massinesse, Roi de Numidie, guérissoit les blessures pendant les Guerres de Carthage, par une certaine simple.

Denis, Roi de Sicile, a exercé la Chirurgie & pensoit lui-même les playes.

Josim, Roi d'Ecosse, quand il se fut sauvé en Irlande, apprit la Chirurgie, & pour imiter son exemple toute la Noblesse du païs s'attacha à l'apprendre, comme on le lit dans l'Histoire d'Ecosse, faite par Boécé.

Aussi, Antonius Musa, fut honoré d'une grande récompense par Auguste Cesar, pour l'avoir guéri de sa blessure.

L'on trouve dans les anciens Auteurs, que plusieurs Rois se sont appliqués à apprendre l'Anatomie; comme Salomon, Alexandre le Grand, Mithridate, Attale, Roi de Pergame, & tant d'autres Rois & Princes, curieux dans les Arts & dans les Sciences.

L'on peut juger par-là combien la Chirurgie a été respectable & honorée dans tous les tems.

Tous nos grands Rois, sur-tout, ont, de tous tems immémorial, fort distingué & protégé la Science & l'Art de la Chirurgie, si nécessaire à la conservation de la vie des hommes.

On peut conclure de tout ce que je viens de dire, que l'Art de la Chirurgie étant le plus utile, l'on ne sçauroit trop s'y appliquer pour tâcher de contribuer à sa perfection, par les découvertes que l'on est en état de faire tous les jours ; c'est ce qui m'a déterminé à faire part au Public, de celles que j'ai faites depuis plus de trente-cinq années, dans la partie des Accouchemens, à laquelle je me ſuis appliqué depuis que je n'ai plus ſuivi les Armées ; cet Ouvrage contiendra un petit nombre des Accouchemens difficiles que j'ai faits & la maniere dont j'y ai opéré.

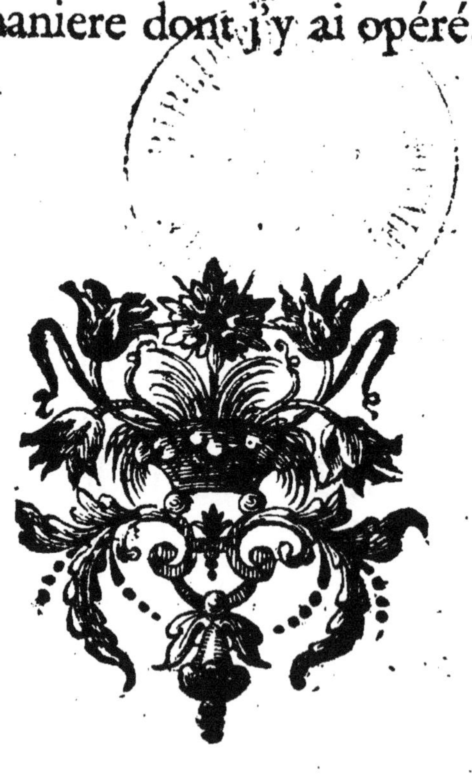

OBSERVATION

OBSERVATION SUR L'ART DES ACCOUCHEMENS.

DISSERTATION

Raisonnée sur la Génération, tant des Hommes, que des Animaux, & autres.

IL y a long-tems que nos anciens & sçavans Philosophes ont disputé & ont écrit differemment sur la maniere dont se faisoit la génération dans la matrice, & comment le fœtus s'y nourrissoit.

Enfin nous croyons presque tous

aujourd'hui l'avoir trouvé, parce qu'elle nous paroît beaucoup plus conforme à la nature qu'aucune opinion qui ait été avancée jusqu'ici.

Génération est une action par le moyen de laquelle un animal engendre son semblable pour la conservation de l'espéce.

Génération proprement prise, n'est autre chose que l'assemblage des principes matériels du futur embrion organisé d'abord par l'esprit séminal, qui le rend propre à recevoir l'aliment dont ensuite il se nourrit & s'accroît jusqu'à ce qu'il ait acquis sa juste grandeur.

Les mâles de toute espece, lorsqu'ils se joignent avec leurs femelles, fournissent dans le vagin de la femelle, une matiere appellée séminale, qui est reçue par les pores de cette partie, pour être conduite dans les tuyaux des vaisseaux sanguins & lymphatique, & se mêle enſuite avec la liqueur que ces vaiſſeaux contiennent, & ſe met de la partie du mouvement circulaire, & cauſe divers changemens à la femme en paſſant dans les parties de ſon corps, devient une matiere étrangere tant aux ſolides qu'aux fluides, juſqu'à ce qu'il trouve occaſion dans la vraie génération à ſe borner aux parties de la génération de la femme où il commence de nouvelles opérations.

Les parties de la génération de-là imprégnées de ce levain y cauſent, premiérement, un engorgement accompagné de tention ; deuxiémement, un mouvement irrégulier ; troiſiémement, ſon dépôt dans la cavité de la matrice ; quatriémement, la communication du mouvement circulaire ; cinquiémement, l'allongement des vaiſſeaux ; ſixiémement, le débrouillement du cahos ; ſeptiémement, l'arrangement de tous les organes qui composent l'animal ou embryon.

Les vaisseaux remplis de toutes parts fournissent le fluide qu'ils contiennent à des globules qu'on appelle des œufs placés dans les parties de la femme que l'on nomme ovaires.

La présence de ce même fluide les distend en les gonflant de façon qu'ils ne peuvent plus être contenus dans leurs loges.

Les pavillons des trompes de la matrice surchargés du même levain vont s'appliquer à la surface de l'ovaire, fournissent une nouvelle puissance insurmontable tombe, dans le pavillon de la trompe qui la conduit par son mouvement intestin, ou vermiculaire dans la cavité de la matrice.

La vessicule appellée l'œuf déposé dans la cavité de la matrice a une surface, non-seulement poreuse, mais surchargée de tous les vaisseaux qui ont été déchirés dans le tems qu'elle a été forcée à quitter sa premiere loge, qui n'ont point perdu leur élasticité, cherchant à s'accrocher dans quelque point de cette cavité pour communiquer avec les pores.

Les vaisseaux de la surface de la vessicule, quoique déchirés, conservent leur jeu de ressort, s'appliquent à la surface interne de la matrice, s'anastomosent avec les pores de la surface interne, facilitent le passage du fluide, de-là en conséquence établissent un nouveau mouvement circulaire; la Nature dans cette opération établit des corps mitoyens pour entretenir le jeu des liqueurs qu'on nomme dans la femme des placentas, ou dans d'autres femelles d'un autre genre cotiledons, parties où se font les anastomoses ou conjonctions des vaisseaux. Les vaisseaux s'allongent, la vessicule s'éloigne de la surface interne de la matrice, néanmoins toujours contenue dans ſa cavité juſqu'au tems preſcrit, elle y groſſit, elle ſe fait une ſéparation de ſa ſurface externe, pour former deux capſules qu'on nomme l'écorion & l'amnios qui ſont adoſſés au placenta, facilitent le paſſage des vaiſſeaux & ont pour uſage de contenir une liqueur lymphatique qu'on appelle l'eau fournie, tant par les pores de ces capſules, que par ceux de la veſſicule. La préſence du fluide débrouille la ſubſtance de la veſſicule qui eſt un véritable cahos contenant toutes les parties de l'animal ou fœtus humain en raccourci & dans une confuſion inconcevable.

Toutes les parties ſe débrouillent par l'allongement des vaiſſeaux qui ſe fait en conſéquence de la préſence du ſang, tant dans leurs ſubſtances que dans leurs cavités qu'ils forment, le premier pour leur nourriture, & le deuxiéme pour être diſtribué plus loin.

La présence du sang dans les vaisseaux nous fournit deux choses essentielles, qui sont l'allongement des vaisseaux & le débrouillement avec l'arrangement des différens organes qui entrent dans la composition de l'embryon ou fœtus, les vaisseaux qui partent du placenta, traversent la substance des membranes chorion & amnios, passent dans celles des eaux contenues, & semblent s'aller terminer au point central de la vessicule appellé nombril, observant qu'il n'en paroît qu'un seul en premier lieu qu'on nomme la veine umbilicale, vaisseau qui doit débrouiller le cahos, le point saillant, les poulmons, le fameux vaisseau appellé aorte, avec ses différentes distributions, & tous les organes desquels partent les vaisseaux de transport.

L'allongement de la veine cave ascendante fournit le debrouillement du point saillant appellé le cœur, par le moyen de deux ouvertures, ou pour mieux dire, deux terminaiſons qui répondent, l'une à l'oreillette droite ou antérieure, & l'autre à la gauche ou à la poſtérieure.

La veine cave aſcendante finit d'une part à la capſule latérale droite du cœur, & de l'autre à la capſule latérale gauche, appellées oreillettes, ſa terminaiſon fournit ſur la baſe du cœur une ouverture de figure ovalaire appellée trou ovale, la préſence du fluide débrouille en premier lieu ces deux parties & leur communique un jeu qui force cette même liqueur à paſſer dans des endroits incapables de réſiſtance, qui ſont de part & d'autre, ce qu'on nomme la ventricule du cœur.

La colomne du ſang augmentant par la préſence d'une nouvelle force, ces parties enfilent deux vaiſſeaux qui partent de ces cavités, l'un du ventricule droit qui va dans la ſubſtance des poulmons, appellée l'artère des poulmons, & l'autre ventricule gauche va se distribuer à toutes les parties du corps appellée artère aorte.

L'artère qui part du ventricule droit pour se distribuer dans la substance des poulmons, appellée veine artérieuse, fournit trois branches, sçavoir deux latérales & une moyenne, les latérales sont destinées, une pour chaque globe du poulmon, tandis que la moyenne croise la partie inférieure de la courbure de l'artère aorte, appellée crosse, & va se terminer à la partie supérieure de l'aorte, appellée descendante.

L'artère qui part du ventricule gauche forme un gros tronc appellé aorte, ou la grosse artère qui fournit à la sortie du cœur deux branches pour sa substance, appellées coronaires, à quelque distance du cœur, l'aorte forme une courbure ayant sa convéxité ſupérieurement & ſa concavité inférieurement ; de ſa convéxité partent trois vaiſſeaux, deux appellés ſouclavieres, & la moyenne ſe nomme carotide gauche, parce que la droite part de la ſouclaviere droite ; l'aorte change de nom dans le point de ſa courbure, & ſe diviſe en aſcendante & deſcendante.

L'aſcendante ſont les trois vaiſſeaux ſuſdits qui partent de la courbure, deſtinés pour la tête & les extrémités ſupérieures.

Après le débrouillement du cœur, les prolongemens de l'aorte dégagent toutes les parties que le cahos contient chacune dans ſa ſituation ; celle qui doit être une des premieres ; c'eſt le cerveau, parce qu'il fournit des diſtributions appellées les nerfs qui ont pour uſage d'accompagner celles des artères dans tous les points imaginables, & de leur fournir une matiere ſubtile appellée eſprit animal ;

du prolongement & de la division de l'artère aorte descendante, part deux vaisseaux qui se réfléchissent de bas en haut, le sang des parties latérales de la vessicule appellées umbilicales pour qu'elles gagnent le point de l'umbilic où elles se renferment dans la même gaîne qui conduit la veine umbilicale, vont se terminer au placenta pour s'anastomoser avec les veines de la matrice: ces derniers vaisseaux font l'office des veines, tandis que la veine fait celui de l'artère.

Les vaisseaux umbilicaux établis & considérés, ont pour usage non-seulement de contenir le sang que la matrice leur fournit pour le conduire dans les différens points de cette matiere embrouillée qui ressemble à un blanc d'œuf par sa membrane qui l'enveloppe, mais de faire encore bien des opérations, comme sont, premiérement, de rendre tous les organes ſenſibles ; deuxiémement, de leur fournir ce qui eſt néceſſaire pour leur nourriture, troiſiémement, pour leur accroiſſement ; quatriémement, pour les différentes opérations auxquelles ils ſont deſtinés ; cinquiémement, de ſoutenir & de fortifier ces mêmes organes ; ſixiémement, de leur donner une ſubſtance proportionnée à leurs jeux ou opérations ; ſeptiémement, de leur fournir une ſenſibilité commune à tous ; huitiémement, de répondre & entretenir le mouvement circulaire qui ſe pratique dans tous les fœtus humains & dans ceux des animaux.

Toutes les parties recevant le ſuc nourricier croiſſent dans leurs dimentions, déclarent tous les jours & même chaque momens des choſes plus que ſurprenantes, juſqu'au point de leur perfection ; les organes établis ſont chacune leurs opérations différentes, ſuivant l'ordre que la nature leur a donné ; le ſang ſoutient les organes par ſa préſence, les fortifie de jour en jour par les nouveaux principes qu'il leur fournit ; les parties prennent des ſubſtances différentes, ſuivant les opérations auſquelles elles ſont deſtinées ; toutes les parties ont une ſenſibilité commune qui leur eſt fournie tant par le ſang artériel que par le ſuc ou eſprit.

Le mouvement circulaire eſt dans tous les fœtus humains & des animaux qui partent du centre à la circonférence & qui reviennent de la circonférence au centre.

Pour concevoir de la façon que cette opération ſe pratique, il faut faire attention, 1°. à la ſuſtance des parties ; 2°. à la diſtribution des vaiſſeaux ; 3°. à leur retour de la circonférence au centre ; 4°. aux opérations différentes qu'elles font par la préſence du ſang.

La ſubſtance des parties qui entrent dans la compoſition du corps des hommmes varient ſouvent leur uſage ; parce que les unes ſe conſervent dans leur fléxibilité ſenſible, dans le tems que les autres en acquierent une infléxible.

Les vaiſſeaux ſe diſtribuent dans la ſubſtance des parties, & s'y ſubdiviſent de façon que l'artère parvenue au point auquel elle ſe trouve deſtinée, fournit deux vaiſſeaux ſenſibles dans certaines parties, & trois dans d'autres, qui ſont un lymphatique, un veinal & un vaiſſeau de décharge. Le ſang diſtribué à toutes les parties du corps de l'homme, revient de la circonférence au centre par les vaiſſeaux veineux & par les lymphatiques.

Le paſſage du ſang dans la ſubſtance des parties, fait une infinité d'opérations, comme ſont, 1°. de les nourrir & entretenir leurs jeux ; 2°. de fournir des levains convenables pour la perfection du mouvement circulaire ; 3°. pour la préparation & la coction des alimens ; 4°. fait la séparation de l'inutile d'avec l'utile ; 5°. arrose la surface extérieure du corps dans tous les points imaginables, ce qui se fait par le moyen des glandes conglobées & conglomerées.

Lorsque l'œuf descend par les trompes dans la matrice, il commence à recevoir le plus subtile des humeurs par les pores de ses membranes, & quand il y est descendu, il continue de recevoir par ces mêmes pores les liqueurs spiritueuses qui s'y rencontrent, de sorte qu'on peut comparer l'œuf en cet état à la graine d'une plante ; car de la même maniere que cette graine s'enfle en recevant l'humidité de la terre au travers de ses écorces, de même l'œuf qui est traversé par les sucs nourriciers & par les esprits qu'il reçoit dans la matrice devient beaucoup plus gros, & tout ainsi que les sucs nourriciers de la plante, se filtrent dans les lobules & en développent les vaisseaux, de même les sucs qui s'infiltrent dans les membranes de l'œuf développent peu à peu les vaisseaux qui aboutissent au placenta.

Après que l'œuf est descendu dans la matrice il s'y attache par son union des papilles scissures & embouchures des vaisseaux de la partie cave du fond de la matrice par le placenta.

L'on sçait que tous les arbres & les plantes portent leurs fruits ou graines, & que leurs semblables est formé en petit dans le gland par l'esprit végétatif qui y réside.

Si donc le petit fœtus ou embryon est formé par sa premiere conformation dans l'œuf de la femme comme le poulet dans l'œuf de la poule, l'on l'on doit croire que la femme contribue bien plus à la génération que l'homme.

Feu M. Mery, M^e. en Chirurgie du Collége de St. Côme, & grand Anatomiste, fort sçavant dans les belles découvertes qu'il avoit faites par ses observations sur le corps humain, étant Chirurgien principal du grand Hôpital de l'Hôtel-Dieu de Paris, me dit un jour en parlant sur la derniere découverte que l'on avoit faite sur la véritable génération, qu'il étoit mort une femme à l'Hôtel-Dieu à qui l'on avoit trouvé un enfant bien formé avec toutes ses parties dans l'orifice de la trompe de la matrice, ce qui avoit occasionné la mort de la mere, ce qui prouve que la génération de l'homme ne se fait que par l'œuf qui est dans les ovaires de la femme.

Dans le fœtus la circulation du sang se fait différemment lorsqu'il est encore renfermé dans la matrice que depuis qu'il en eſt ſorti ; car alors elle ſe fait comme dans l'homme. Les vaiſſeaux du cœur ſont autrement percés avant la naiſſance de l'enfant ; il y a dans le fœtus un canal de communication de l'artère du poulmon au tronc de l'aorte deſcendante, & à l'entrée du cœur, proche ſa baſe, il y a un trou ovale qui perce de la veine cave dans la veine du poulmon, mais depuis que l'enfant eſt né, le trou ovale ſe bouche.

De ſorte que n'y ayant plus de communication entre l'artère du poulmon & l'aorte deſcendante, ni entre la veine cave & la veine du poulmon, le ſang retourne des veines dans le cœur,& paſſe de la veine cave dansle ventricule droit du cœur, & de-là dans l'artère du poulmon, & qu'après s'être répandu dans le poulmon, il paſſe par la veine dans le ventricule gauche du cœur, & delà dans le tronc de l'aorte.

De toutes les veines qui rapportent le ſang au cœur, il n'y a que les deux troncs des veines du poulmon gauche qui ayent une direction droite au trou ovale, ce trou eſt ouvert pendant tout le tems que le fœtus demeure renfermé dans la matrice, parce que les deux parties de la cloiſon des oreillettes du cœur entre leſquelles le trou ovale eſt ſitué, ſont écartées l'une de l'autre ; mais après la naiſſance de l'enfant ce trou ſe bouche, parce qu'alors les deux parties de cette cloiſon venant par leur approche à ſe placer l'une devant l'autre, le ſang des veines du poulmon gauche qui vient droit à plomb frapper la valvule du trou ovale, fait une plus forte impreſſion que le ſang de la veine cave, tient cette valvule appliquée contre la partie qui eſt vis-à-vis d'elle, ce qui fait qu'elles s'unissent ensemble.

La capacité des artères & des veines augmente & diminue à proportion de la quantité du sang que reçoivent ces vaisseaux, elle se détruit entiérement quand le sang cesse d'y passer.

La nature dans le fœtus humain nous fournit des exemples que depuis sa conception dans la matrice, la cavité du canal artériel qui se trouve entre l'artère du poulmon & la branche inférieure de l'aorte, & celle du conduit veineux qui se rencontre entre la veine porte & la veine cave, s'aggrandissent; il en est de meme de celle de la veine & de deux artères umbilicales, parce que la quantité de sang que reçoivent tous ces vaisseaux, augmente toujours jusqu'au terme de l'accouchement, comme ceux de la matrice & du placenta; mais après la sortie de l'enfant hors de la matrice, la veine umbilicale & le canal veineux ne recevant plus de ſang du placenta, celui qui paſſoit par le conduit artériel entrant dans les artères pulmonaires du fœtus & les artères hypogaſtriques du fœtus ceſſant d'en envoyer dans les artères umbilicales, le canal veineux, le conduit artériel, la veine & les deux artères umbilicales ſe rétréciſſent enfin en ligament.

L'on doit donc juger par-là que le ſang monte, pour ainſi dire, les vaiſſeaux dans leſquels il coule, en forme la capacité à proportion de ce qu'il y en paſſe; pour entretenir une circulation continue, il faut qu'il paſſe dans un même eſpace de tems autant de ſang par l'arterre du poulmon que par l'aorte, les forces du cœur étant égales de l'un & de l'autre côté; dans l'homme adulte, la capacité de ces deux arteres eſt égale, c'eſt pourquoi le mouvement du ſang doit être auſſi rapide dans l'artere du poulmon que dans l'aorte, puiſque les forces du cœur ſont égales de part & d'autre.

Puiſque pour entretenir une circulation égale & continue, il faut de toute néceſſité que les veines verſent dans le cœur autant de ſang que le cœur en pouſſe dans les arteres, il faut donc que le ſang circule avec la même liberté dans toutes les parties du corps tant de l'adulte que du fœtus : il ne faut donc pas moins de force pour le reflux du ſang des parties par les veines au cœur qu'il en faut pour ſon flux du cœur par les arteres dans les parties. Pour donc s'oppoſer au ralentiſſement du ſang, la nature fait paſſer par le moyen de la reſpiration l'air dans les veſſicules du poulmon, & de-là dans les veines où l'air prenant le ſang par derriere, le chaſſe dans l'oreillette gauche du cœur qui en ſe reſſerrant le pousse dans le ventricule gauche du cœur, celui-ci en se contractant, l'envoye dans l'aorte, cette artere, en se rétrécissant, le fait passer des parties à qui elle le distribue dans les branches & dans les deux troncs de la veine cave qui le renvoyent dans l'oreillette droite du cœur, par leur compression, aidées qu'elles sont de l'impulsion continuelle de l'air, & de la contraction du cœur & des arteres de cette oreillette.

Le sang passe enfin dans le ventricule droit & dans l'artere pulmonaire qui le renvoyent oux poulmons où l'air qui a premiérement servi à la circulation, abandonne le sang & s'échappe par la trachée arterre au dehors, & chassé qu'il est par la contraction du poulmon & de la poitrine, après quoi cette partie venant à se dilater par la respiration, un air frais & nouveau rentre par le même canal dans le poulmon, où reprenant comme auparavant le ſang par derriere, il le pouſſe dans le ventricule gauche du cœur par les veines du poulmon.

La reſpiration de la mere n'étant pas moins néceſſaire que la contraction du cœur du fœtus, pour mettre le ſang de l'enfant en mouvement, comme il eſt aſſez ſouvent prouvé par la mort que cauſe au fœtus la compreſſion du cordon umbilical quand la tête de l'enfant le rencontre au paſſage dans le temps des douleurs du travail que la femme a pour accoucher, & le comprimant contre les parties de ſon paſſage, l'air ni le ſang ne pouvant paſſer par les vaiſſeaux umbilicaux, il faut de toute néceſſité qu'il périſſe avant qu'il ſorte de la matrice, s'il n'eſt ſecouru à temps par un Maître de l'Art; il eſt évident que la petite quantité d'air que fournit la mere au fœtus par la veine umbilicale, n'auroit pu ſuffire

pour

pour entretenir la circulation du ſang, ſi la nature n'avoit abregé dans l'enfant renfermé dans la matrice, les chemins que le ſang parcourt dans l'homme.

Or, la nature ne racourcit les routes du ſang dans le corps du fœtus, que par le moyen du canal artériel & du trou ovale, c'eſt donc, pour cet effet qu'elle a formé dans le fœtus, ces deux paſſages qu'elle a détruit dans l'homme dans les vaiſſeaux duquel elle envoye par la trachée artere, une plus grande quantité d'air que celle qu'elle fournit au fœtus par la veine umbilicale, parce qu'en fermant dans l'homme ces deux conduits, elle rend chez lui le chemin que le ſang parcourt beaucoup plus long que dans le fœtus; de-là vient que l'homme a beſoin d'une plus grande quantité d'air qui lui eſt fourni par ſa propre reſpiration. La circulation du ſang de la mere & du fœtus renfermé dans la matrice, dépend tellement de l'impulsion de l'air que respire la femme, que quand elle ne peut plus respirer, elle & son enfant meurent en même tems, & les mêmes impressions qui agitent la mere pendant tout le tems de sa grossesse, se font sentir réciproquement au corps de l'enfant, ce qui fait voir que leur vie dépend d'une même cause, donc l'enfant est uni à sa mere d'une vie qui leur est commune, puisque sa mere lui fournit l'air dont il a besoin pour entretenir chez lui, la circulation & le sang, pour servir de nourriture à toutes les parties de son corps.

Le placenta est la racine du genre humain, c'est une masse comme charnue formée de l'assemblage de quantité de veines & d'artères; sa figure est ronde, platte, de couleur rouge comme du sang, dans sa partie interne par où il est attaché à la matrice, où l'on doit croire qu'il est formé du sang de ces vaisseaux qui devient par la suite un corps glanduleux, à cause de l'arrangement des fibres comme charnus, ce qui fait en partie son attache dans la cavité de la matrice; il s'appelle aussi foye utérien & arriére-faix, parce qu'il perfectionne le sang du fœtus, & en regardant cette masse du côté des membranes, l'on remarque toutes les veines & les artères qui font une véritable figure de racines, toute cette quantité de vaisseaux aboutit aux deux artères & à la veine umbilicale, qui sont des vaisseaux par lesquels le sang est porté au fœtus, que les vaisseaux de la matrice lui fournissent, & de l'enfant à la mere, pour entretenir la circulation, sans laquelle le fœtus ne peut vivre dans la matrice; l'on doit croire aussi qu'il ne se fait pas de génération des animaux sans placenta.

Monsieur Besse, Docteur, sçavant Médecin de la Faculté de Paris, nous donne des raisons Physiques de la connexion du fœtus, avec la matrice par le placenta, dans le Chapitre neuviéme de son Traité de la Génération.

Il n'y a point de parties dans les animaux ni dans bien des plantes, dont la structure soit plus variée que celle du placenta; c'est ce qui a fait croire à certains Médecins qu'ils avoient vû venir au monde des animaux sans placenta, parce qu'il y a de certains animaux dont le placenta se sépare d'avec la matrice, sans aucune effusion de sang; & d'autres, qu'il ne s'en sépare point sans qu'il paroisse du sang, ou une lymphe sanguinolente.

Dans les chiennes, les chattes & dans les animaux ruminans, le fœtus n'est pas attaché par un seul endroit dans la matrice; on observe d'eſpace en eſpace des éminences glanduleuſes ſur le chorium, chacune de ces petites éminences reçoit des rameaux d'artères & de veines umbilicales & par l'endroit qui eſt oppoſé à l'entrée des vaiſſeaux umbilicaux, elles ſont logées dans les cavités qui ſont creuſées dans le corps de la matrice; ces corps glanduleux ſont à proprement parler, un placenta diviſé, le nombre de ces éminences varie dans les différens animaux comme dans les Cerfs & les Daims.

Harvée en obſerve ſeulement dix dans la vache & les brebis.

Cette différence qui ſe trouve dans les animaux, ſe trouve auſſi dans les plantes; car tout ainſi qu'il y a quelques animaux qui ne ſont attachés que par un ſeul placenta à la matrice, & qu'il y en a d'autres qui ont différentes attaches, de même nous voyons des plantes dont les graines n'ont qu'un ſeul lobe ſous leur écorce, & d'autres qui ont pluſieurs petits lobules, & on ne peut pas douter que ces lobules ne leur ſervent de placenta, puiſqu'on y obſerve les principaux vaiſſeaux qui doivent dans la ſuite nourrir la plante.

Néedham tâche de rendre raiſon de la différence qui ſe trouve entre les différentes attaches de la matrice & de l'œuf par la différence des ſucs nourriciers qui doivent ſe filtrer, ainſi il prétend que ces ſucs ſont plus épais dans les ruminans, moins dans les animaux qui n'ont qu'un placenta, & encore beaucoup moins en ceux dont le chorium n'eſt point attaché.

Galien, pour expliquer cette multiplicité d'attaches, a dit que les animaux qui étoient plus vîtes à la courſe, avoient beſoin d'un plus grand nombre d'attaches, afin de retenir leurs fœtus d'une maniere plus ferme.

La femme a quelquefois conçu, & est grosse de plusieurs enfans dont chaque fœtus a son placenta, mais quand elle n'est grosse que de deux, il peut arriver qu'il n'y en a qu'un en commun pour tous les deux enfans.

Le Chorium est une membrane qui enveloppe de toute part l'amnios; elle est fortement attachée au placenta, & tapisse entiérement la partie cave de la matrice, à laquelle elle est adhérante; cette membrane a été faite de la nature pour fortifier l'amnios, laquelle auroit pû se rompre à raison de sa grande délicatesse.

L'Amnios est une membrane que l'on peut comparer à celle de l'agneau, dans laquelle sont immédiatement contenues les eaux & l'enfant dans la matrice.

Ces eaux sont d'une grande utilité, tant pour la mere que pour l'enfant, parce qu'elles servent à dilater la matrice dans le tems que la femme est dans les douleurs du travail pour accoucher. Elles pressent fortement dans les douleurs, l'orifice interne de la matrice, ce qui le fait dilater avec bien plus de facilité.

Elles ont encore d'autres usages qui sont de rendre l'enfant moins pesant & plus portatif à sa mere pendant le tems de la grossesse; la matrice souffrant bien moins en contenant un globe molasse, que si l'enfant étoit à sec, qui feroit des inégalités aigues, & par son mouvement il pourroit blesser la matrice.

L'enfant auroit aussi plus de peine d'être bien conforme, étant comprimé par l'action de la matrice qui presse fortement ce qu'elle contient.

Il faut continuer de suivre la composition du cordon umbilical qui ent eſt la réunion ou l'origine de ces membranes ſelon toutes les apparences, & c'eſt même le ſentiment de la plûpart des Anatomiſtes.

Ce cordon eſt fait de vaiſſeaux & de membranes, il eſt plus ou moins gros, ou plus ou moins long, le nombre des vaiſſeaux & des membranes qui le compoſent, varie ſuivant la différence des animaux.

Les vaiſſeaux umbilicaux ſont une veine & deux artères, & l'auraque qui va s'attacher au fond de la veſſie, ſon uſage eſt d'empêcher qu'il ne tombe vers ſon col, afin de la rendre capable de contenir une plus grande quantité d'urine.

Feu M. Mery, Maître en Chirurgie, & grand Anatomiſte, & Chirurgien principal de l'Hôpital de l'Hôtel-Dieu, m'a démontré en diſſéquant un fœtus humain dans le tems que je travaillois, à l'Hôtel-Dieu, à faire mes expériences dans l'art des Accouchemens, que la veine umbilicale partoit de la sciſſure du foye de l'enfant, & se portoit à l'umbilic ou cordon, elle se divise dans le Placenta en deux branches, & puis en plusieurs rameaux; les deux artères font la même chose; elles prennent naiſſance des artères hypogaſtriques, celles-ci des illiaques, & les illiaques de l'aorte ou groſſe artère qui eſt dans le bas ventre. Enfin l'umbilic eſt fait de vaiſſeaux & de membranes, il eſt long ordinairement d'une demie ou trois quarts d'aune, & quelquefois un peu plus, il eſt attaché d'un bout au nombril de l'enfant & de l'autre à cette maſſe charnue ou glanduleuse, que l'on nomme Placenta ou Arriere-faix, quelques-fois les vaiſſeaux en font dilatés en certains endroits plus qu'aux autres, & font de certaines inégalités que les bonnes femmes appellent nœuds qui marquent, diſent-elles, le nombre d'enfans que la femme doit avoir dans la ſuite.

Le ſang que les artères umbilicales apportent au Placenta ou Chorium & l'Amnios, eſt rapporté par des rameaux de veines qui en ſe joignant dans le cordon font la veine umbilicale, cette veine eſt ordinairement ſimple dans le fœtus humain, dans toute la longueur du cordon.

RÉPONSE

Sur l'opinion que certains Philoſophes & Médécins Modernes ont encore de croire que le Fœtus ſe nourrit par les pores des glandes de la peau & par la bouche, pendant le temps qu'il eſt renfermé dans la matrice.

NOs anciens & ſçavans Philoſophes ont diſputé & ont écrit diſferenmment de qu'elle maniere le fœtus ſe nourrit dans la matrice ; quelques Médecins ont cru, après Démocrite, qu'il ſe nourriſſoit par la bouche ; d'autres, après Ariſtote, ont dit qu'il ſe nourriſſoit par la veine umbilicale, & quelques autres, après Hyppocrate, qu'il ſe nourriſſoit par le nez, par la bouche, & par la veine umbilicale.

Un ſçavant Auteur moderne dit qu'il y a quelque apparence, que dans le premier tems de la groſſeſſe, lorſque les parties du fœtus ne ſont point encore développées, il ſe nourrit ſeulement par une eſpéce de ſuintement au travers des parties de ſon corps, enſuite ſeulement par la veine umbilicale, dont les racines reçoivent dans le Placenta, les ſucs nourriciers, & dans ce tems-là il ſe nourrit à la maniere des plantes.

Mais lorſque ſa bouche, dit le même feu M. Tovri, & ſon oſophage, ſon ventricule paroiſſent diſtinctement, il ne ſe nourrit pas ſeulement par la veine umbilicale, mais auſſi par la bouche.

Il y en a d'autres qui prétendent qu'il prend ſa nourriture par un ſuc laiteux que lui fournit la matrice, dont une partie paſſe dans les racines de la veine umbilicale pour ſervir d'aliment au fœtus, au commencement & au milieu de la groſſeſſe, pendant que l'autre partie de ce même ſuc laiteux, s'inſinue par des pores inſenſibles, dans les membranes du Placenta,& ſe décharge dans la cavité de l'amnios, où elle demeure en reſerve juſqu'à ce que le fœtus ſoit en état de le ſuccer, parce que ſur la fin de la groſſeſſe, diſent-ils, il eſt privé de la partie de ce lait utérain qui paſſoit auparavant dans la veine umbilicale.

Il en eſt privé, diſent ces Docteurs, tant par la compreſſion que ſon corps fait aux vaiſſeaux de la matrice qui l'empêchent de s'écouler, que par le deſéchement des veines du Placenta qui leur arrive avant l'accouchement.

Enfin, ils ſoutiennent qu'il ne paſſe point de ſang de la matrice dans le Placenta, ni du Placenta dans la matrice, qu'ainſi le ſang ne peut pas circuler des vaiſſeaux de la femme dans ceux du fœtus, ni des vaiſſeaux du fœtus dans ceux de ſa mere, d'où ils concluent que la vie de l'enfant ne dépend pas de celle de ſa mere.

Premierement, pour ſoutenir le contraire, il faut donc examiner, ſi lorſque le fœtus reçoit encore ſon aliment par les vaiſſeaux umbilicaux, il peut auſſi prendre en même tems le même aliment par la bouche, ſitôt qu'il eſt en état de ſuccer dans la matrice, comme le prétendent tous ceux qui ſoutiennent cette erreur.

Pour décider cette queſtion, il faut ſçavoir auparavant ſi le ſuccement dépend ou non de la reſpiration, ſi les eaux dans leſquelles le fœtus eſt plongé contiennent ou non des parties alimentaires dont ils puiſſent ſuccer par la bouche pendant qu'il eſt enveloppé dans ces membranes des eaux. Pour s'aſſurer du premier fait, il n'y a qu'à ſerrer le nez d'un enfant, pendant qu'il ſuce le lait des mammelles de ſa mere, on verra auſſi-tôt qu'il ne peut plus ſucer s'il n'ouvre la bouche pour reſpirer.

Je me ſuis ſervi de cette expérience, qui eſt un fait certain, dans le tems que j'avois l'honneur d'être Chirurgien de Meſſeigneurs les Princes & Enfans de France, ſous les ordres de Madame la Maréchale de la Mothe, ou de Madame la Ducheſſe de Ventadour, en le faiſant faire à Madame Mercier quand elle commença à donner à têter à feu

Monſeigneur le Duc de Bretagne, ſecond.

Le Prince avoit pour lors environ treize mois que Madame Bailly avoit nourri juſqu'à ce terme. Le Prince prit fort bien le têton de Madame Mercier ; mais le deuxiéme jour s'étant apperçû qu'elle n'étoit pas ſa nourrice ordinaire, après avoir pris ſa nourriture, ſans quitter ſon têton, le Prince mordoit le bout du ſein juſqu'au ſang ; par cette expérience en lui ſerrant le nez, le Prince quittoit le têton & ne la mordoit plus. Madame Mercier eut l'honneur de finir de le nourrir, & depuis elle fut reconnue ſi bonne nourrice, qu'elle fut choiſie pour donner à têter à Monſeigneur le Duc d'Anjou, à préſent notre grand Roi.

Il eſt donc évident que le ſucement dépend de la reſpiration ; donc puiſque le fœtus ne reſpire point dans la matrice, il eſt certain qu'il ne peut pas

pas prendre de nourriture par la bouche pendant qu'il eſt renfermé dans la matrice, & s'il étoit vrai que l'enfant reçût quelqu'aliment par la bouche, comme le prétendent tous ceux qui ſont & qui ont été de cette opinion, qui ſe ſont bien trompés, je ſoutiens qu'il ſeroit comme impoſſible que l'enfant ne ſe vuidât de ſon méconéum pendant le tems de neuf mois qu'il eſt renfermé dans la matrice & contenu dans l'amnios avec les eaux, cependant il eſt certain qu'il ne ſe vuide pas, puiſque l'orifice interne de la matrice eſt toujours fermé depuis la génération du fœtus juſqu'au terme de l'accouchement, & les eaux qui percent dans le tems des douleurs de la femme pour accoucher ſont preſque auſſi claires que l'eau ordinaire, à moins que l'enfant ne fût mort dans les derniers termes de la groſſeſſe, & pour confirmer cette vérité, l'on n'a jamais trouvé après l'accouchement au placenta ni à la matrice aucun réſervoir ni membrane propre deſtinée de la nature pour contenir ce prétendu lait utérin, ni pour recevoir les excrémens que l'enfant pourroit vuider par le fondement pendant le tems qu'il eſt contenu dans la matrice.

Il y a même des enfans qui n'ont pas le fondement percé quand ils viennent au monde pour la ſortie du méconéum. M. Caignard, un des plus anciens, Maître Chirurgien, & très-habile accoucheur, m'a aſſuré en avoir vu venir au monde trois, à qui il a fait l'opération à tous les trois en leur ouvrant l'anus, entr'autres à un fils de M. de Meaupoux, pour lors Maître des Requêtes. Voici un fait & une preuve certaine qui paroît le plus vraiſemblable à la nature & qui fait connoître que le fœtus ne prend pas ſa nourriture par la bouche, c'eſt que dans le tems que j'étois à l'Hôtel-Dieu de Paris pour y faire mes expériences dans l'Art des Accouchemens, une femme accoucha d'un gros garçon à terme, sans tête & sans bras, & sa poitrine entiérement ouverte par la séparation qu'il y avoit au thorax & au sternum, dont on pouvoit voir toutes les parties qui sont contenues dans la poitrine.

Monsieur Mery, pour lors Chirurgien principal de cet Hôpital & de l'Académie, fit porter cet enfant à cette illustreCompagnie comme une nouveauté particuliére sur des cas qui arrivent & qu'on n'avoit pas encore vu dans ce genre des enfans contre nature qui viennent au monde.

Quelques années après, Madame Bertin Sage-femme, accoucha la femme d'un Charretier dans la rue de Paris à Versailles, d'une fille à terme, qui n'avoit ni tête ni bras, ni poitrine; je fus prié par son mari, Me.

Chirurgien,d'aller chez lui pour voir cet enfant qui n'avoit que la moitié de son corps ; M. la Peyronie, pour lors premier Chirurgien du Roi & autres Chirurgiens de Versailles,furent chez M. Bertin pour voir cet enfant, & M. la Peyronie l'envoya à l'Académie de Paris, ce tronc d'enfant ne pouvoit avoir été nourri que par les vaisseaux umbilicaux.

Graaf,& d'autres Auteurs nous assurent avoir vu venir au monde des chiens & des chats sans tête ; je crois avec tous ceux qui ont la connoissance de l'Anatomie, que c'est une opinion mal fondée que de croire que l'enfant ne se nourrit pas seulement par la veine umbilicale ; mais aussi par la bouche, & qu'il s'épanche par des conduits invisibles un suc laiteux de la matrice dans l'amnios pour être pris par la bouche du fœtus si-tôt qu'il est en état de sucer.

Enfin ce qui démontre leur erreur, c'eſt qu'il n'y a pas aucuns Philoſophes anatomiſtes attentifs, qui ne ſçachent tous que la bouche doit être ouverte avant qu'aucun aliment puiſſe être porté dans l'eſtomac, que le méconeum trouve l'anus percé pour ſa ſortie qui n'arrive qu'après l'accouchement de la femme; que la trachée artère qui ſert à porter l'air dans les poulmons de l'enfant après ſa naiſſance, eſt formée neuf mois avant qu'il ſoit en état de reſpirer; que tous ces vaiſſeaux doivent être auſſi percés avant de recevoir aucune liqueur.

Après des preuves ſi convaincantes qu'on ne peut rejetter ſans une prévention invincible à la raiſon & à l'expérience, il eſt facile de faire voir encore que ſi le fœtus ſe nourriſſoit par la bouche, tout l'appareil du placenta & des vaiſſeaux umbilicaux auroient été inutiles; car ſi la nature n'avoit eu deſſein que de fournir au fœtus un suc laiteux pour sa nourriture pendant le tems qu'il séjourne dans la matrice, comme le prétendent ces Docteurs, elle se seroit sans doute servie pour le charier de vaisseaux semblables à ceux qu'elle employe pour conduire le chyle des intestins de la femme dans les veines lactées ; elle auroit dû aussi réunir tous les petits conduits laiteux de la matrice en un seul canal dans le cordon umbilical, pour porter ce lait utérin dans le cœur du fœtus ; ainsi tout l'appareil du placenta & des vaisseaux umbilicaux n'eut point été nécessaire, puisque sans eux le sang auroit pû circuler comme il fait dans le corps de l'enfant.

Il n'y a point de méchanique plus admirable que celle qui conduit le chyle dans le ventricule droit du cœur, depuis le fond de la bouche jusqu'à l'anus, il y a un canal rond qu'on appelle canal intestinal, il reçoit des noms ſelon ſes différentes ſituations & ſes différentes figures.

La plus grande partie du canal inteſtinal eſt attachée à une membrane très-forte, qu'on appelle meſentère, cette membrane vient du péritoine, proche les premieres vertebres des lombes, où elle eſt fortement attachée ; on y remarque une double tunique & un grand nombre de vaiſſeaux ; elle a une circonférence fort étendue à laquelle la plûpart des inteſtins ſont attachés, & les réduiſans dans un plus petit eſpace le rend moins embarraſſant ; ſes nerfs viennent de la huitiéme paire, les artères de la méſantérique ſupérieure & inférieure, les veines qu'on nomme méſéraïque vont à la porte, & vont aux glandes qui ſont parſemées dans le centre du mézentere.

Il ſort de ces glandes d'autres veines lactées qu'on appelle ſecondaires, en plus petit nombre, mais plus groſſes que les premieres ; elle vont aboutir au réſervoir de Pequet, qui eſt le nom de celui qui en a fait la découverte, où il y a deux glandes qu'on nomme lombaires, ſituées entre les capſules atrabiliaires & les appandices du diaphragme, il en ſort deux ramaux qui, ſe joignant enſemble, forment le canal thorachique qui monte entre les côtes & la plevre le long de l'aorte, & va aboutir à la veine ſouclaviere gauche, & de la ſouclaviere à la cave, & de la veine cave au ventricule droit du cœur.

Les muſcles du bas ventre, le diaphragme, le mouvement vermiculaire des inteſtins ſont comme autant de piſtons qui pouſſent la liqueur par derriere les valvules qui ſont poſées d'eſpace en eſpace, qui nous repréſentent les ſoupapes qui ſervent à faire monter l'eau dans les pompes.

La nature toujours ſage dans ſes opérations a diſpoſé les canaux de maniere

maniere que les premiéres veines lactées sont plus étroites que les secondaires, les secondaires que le canal thorachique, âfin que ce qui entrera dans les premieres puisse passer sans obstacle dans les secondaires & dans toute la route.

Le chile étant passé dans les lactées va se subtiliser dans les glandes du mézentere, parce que ne pouvant continuer son mouvement en ligne droite, à cause de la structure des glandes qui, selon les Anathomistes sont de petits vaisseaux entortillés comme un peloton de fil.

Il est obligé de décrire une ligne circulaire en parcourant le contour de ce crible, & étant toujours poussé par derriere il entre dans les veines lactées secondaires, & va au réservoir de Pequet, où il se mêle à la lymphe qui y est apportée de toutes parts par les vaisseaux lymphes; le diafragme comprimant le réservoir, en fait ſortir le chile qui monte dans le canal thorachique, ne pouvant pas reſter dans les lactées, à cauſe de la diſpoſition des valvules, l'aorte comprimant ce canal oblige le chile de monter, parce qu'elle ne peut pas le faire retourner dans le réſervoir, & qu'elle preſſe les vaiſſeaux où il eſt.

La lymphe qui y aborde lui communique auſſi du mouvement par ces parties ſpiritueuſes, il entre enſuite dans la veine ſouclaviere & dans le ventricule droit du cœur où il ſe mêle exactement au ſang & y eſt ſubtiliſé par la contraction de ce muſcle.

Le chile commençant à ſe mêler au ſang dans la veine ſouclaviere gauche, étant enſuite porté dans le ventricule droit du cœur, il y eſt briſé & ſubtiliſé par la diſpoſition des petites colomnes & des cavités qui s'y rencontrent, parce que plus les parties ſont petites, plus elles ſont propres au mouvement, & qu'ainſi le ſang doit paſſer plus facilement dans le crible du poulmon, le ſang par la compreſſion du cœur eſt pouſſé dans l'artère poulmonaire, cette artère ſe répand par une infinité de ramifications dans la ſubſtance des poulmons, afin que le ſang étant diſtribué dans tous ces petits vaiſſeaux, chaque partie puiſſe recevoir du mouvement en paſſant dans les rayes de vaiſſeaux.

Le ſang enſuite eſt pris par les rameaux capilaire de la veine poulmonaire, & eſt porté au ventricule gauche du cœur, où il eſt encore briſé & ſubtiliſé, puis il eſt pouſſé dans l'aorte qui le porte dans toutes les parties du corps. Enfin le ſang eſt diſtribué par les artères à toutes ſes parties pour leur ſervir de nourriture, d'où l'on doit inférer que le ſang de la mere eſt beaucoup plus propre à nourrir le fœtus que le prétendu lait de la matrice, puiſque le ſang eſt dans l'un & dans l'autre l'aliment immédiat des parties, & n'a pas à subir les changemens que devroit souffrir ce lait utérin avant de le nourrir.

La différence qui se trouve entre le méconéum & les gros excrémens de l'enfant est encore une de cette vérité; car si le fœtus n'étoit nourrit que du lait de la matrice & du suc nourrissier des eaux de la membrane de l'amnios, il est certain qu'il ne devroit point arriver de changement à ces excrémens, quand il vient à sucer le lait des mamelles de sa mere; cependant il s'y en fait un si considérable qu'ils n'ont ni la consistance, ni la couleur, ni l'odeur du méconéum.

Ce changement marque donc que la nourriture que le fœtus reçoit dans la matrice est fort différente de celle qu'il prend quand il en est dehors, & donne sujet de croire que le méconéum n'est qu'un mélange des divers excrémens qui se séparent de accouchement ; je trouvai la mere presque sans vie, perdant tout son sang, parce qu'on avoit coupé le cordon umbilical sans le lier après la sortie de l'enfant, le placenta encore attaché au fond de la matrice, le sang de la mere se perdoit par la veine umbilicale, & celui de l'enfant s'étoit perdu par les deux artères, je délivrai assez-tôt la mere pour lui sauver la vie.

L'usage est donc à la veine umbilicale de porter le sang de la mere à l'enfant, puisque le corps de l'enfant est uni à sa mere pendant tout le tems de la grossesse, dont il faut conclure que la vie de l'enfant dépend de celle de sa mere, & que le même sang qui nourrit la mere, nourrit l'enfant, il est donc uni à sa mere d'une vie commune pendant qu'il séjourne dans la matrice quoiqu'ils soient deux corps distincts qui se séparent dans l'accouchement, comme le fruit fait de l'arbre quand il est meur.

la masse du sang & se déchargent
la cavité des gros intestins, mai
la grosse matiere que l'enfant r
par l'anus après sa naissance, es
tainement l'excrément du lait
suce alors des mamelles; donc
tus ne se nourrit que du san
passe des artères de la matrice
la veine umbilicale, & non pa
suc laiteux, la matrice étant in
ble d'en fournir, sa composition
charnue par ces vaisseaux &
capilaires & membraneuses, &
tres parties qui différent les un
autres.

Tout cela fait bien voir q
se fait pas de desséchement de
du placenta, ni de compressi
le corps de l'enfant aux vaissea
la matrice pendant tout le tem
grossesse; cela est si vrai, par u
périence sensible que j'ai vue,
été demandé pour aller secou
personne qui avoit voulu cach

DE LA MATRICE.

LA partie de la femme qui ſert à la véritable génération, c'eſt la matrice qui eſt un corps diſſimilaire & organique deſtinée de la nature pour la réception des ſemences, la conception qui la ſuit, & la nourriture de l'enfant quand il eſt formé.

Je dis que la matrice eſt une partie diſſimilaire, parce qu'elle eſt compoſée de parties qui ne ſont point ſemblables les unes aux autres, mais qui toutes en particuliers ont des noms & une matiére différente; je dis auſſi que c'eſt un corps organique, parce qu'il fait dans la femme une action particuliere qui ne peut être faite par aucune autre partie du corps.

Les parties qui compoſent la matrice ſont de deux ſortes, ſçavoir, parties ſimples & parties compoſées ; les parties ſimples ſont au nombre de cinq, & les parties compoſées au nombre de quatre ; partie ſimple eſt celle qui eſt produite d'une ſeule matiere, & qui ne peut être diviſée en parties qui différent les unes des autres après leur ſéparation.

Les parties ſimples qui compoſent la matrice ſont les veines & les artères, les nerfs, les membranes & les ligamens ; la veine eſt une partie longue, ronde, cave, compoſée d'une ſeule membrane propre pour contenir & diſtribuer le ſang, ou pour le porter de toutes les parties au ventricule droit du cœur.

L'artère eſt comme la veine, mais compoſée de deux membranes ayant en elle un mouvement deſtiné de la nature pour diſtribuer avec le ſang la chaleur à l'eſprit vital, à toutes les parties du corps pour les vivifier & les nourrir.

Le nerf eſt une partie longue, ronde & blanche, ſemblable à des filets, prenant origine du cerveau ou de la moëlle de l'épine, composé de deux ſubſtances dont l'interne eſt moëlleuſe, & l'externe membraneuſe, ſon uſage eſt de porter l'eſprit animal dans toutes les parties du corps humain pour lui communiquer le mouvement & le ſentiment.

La matrice reçoit ſes nerfs de ceux qui du cerveau deſcendent dans le bas ventre, & de ceux qui ſortent de la moëlle qui ſe rencontrent dans les vertebres des lombes & dans los ſacrum.

Le ligament eſt une partie ſimple propre à lier ou attacher les parties & les tenir ſujettes dans leur ſcituation; les ligamens de la matrice ſont quatre, deux de chaque côté, dont l'un eſt large dit ſupérieur, l'autre rond, dit inférieur; l'uſage de ces ligamens larges eſt d'empêcher la matrice de descendre trop bas & les ronds pour l'empêcher de s'élever trop haut.

L'origine des ligamens larges vient du péritoine proche les lombes, & ils ne sont autre chose que des productions de cette membrane, lesquelles aboutissent au côté de la matrice proche les cornes, & les ronds sortent du côté du fond immédiatement au-dessous des cornes de la matrice, & de-là perçant le péritoine, passent à travers les anneaux des muscles du bas ventre & s'insérent au pubis, & à la membrane commune qui couvre le devant de la cuisse.

Membrane est une partie simple, capable de s'étendre & de se resserrer.

L'on remarque deux membranes à la matrice, une commune qui vient du péritoine, que l'on appelle externe, & l'autre qui est spongieuse, épaisse & comme charnue, elle fait le propre corps de la matrice.

La matrice eſt membraneuſe afin de ſe pouvoir étendre dans le tems de la groſſeſſe & ſe réſerrer pour pouſſer l'enfant & l'arriere-faix ou placenta dans l'accouchement hors de la matrice.

Les parties compoſées de la matrice ſont quatre, ſçavoir l'orifice externe, le col, vulgairement dit vagin , l'orifice interne & ſon fond.

L'orifice externe de la matrice eſt la partie qui eſt audehors, & qui ſe peut voir ſans diſſection.

Les parties qui ſe rencontrent à l'orifice externe de la matrice, ſont huit, ſçavoir, le mont de Vénus, qui eſt en la partie ſupérieure de cet orifice, les lévres, qui ſont les parties latéralles de la fente, le clitoris qui eſt ſa partie ſupérieure, les lymphes qui ſont au-deſſous, le conduit de l'urine qui eſt au milieu, & l'entrée du col qui eſt au-deſſous de ce conduit, les caroncules dont il eſt entouré, & la fourchette.

La partie appellée Mont de Venus, occupe la partie ſupérieure de cet orifice, elle eſt composée de peaux & de quantité de graiſſe qui couvrent l'os barré ou pubis.

Les parties qui ſont les côtés de la fente que l'on appelle lévres, ont la même compoſition que le Mont de Vénus.

Le clitoris eſt une petite éminence charnue qui occupe la partie ſupérieure du fond de la fente.

Au côté de ce petit corps, immédiatement au-deſſous, ſe remarquent deux appendices charnues, & membraneuſes qui ſont les lymphes, au milieu deſquelles eſt un petit canal qui fait l'entrée de la veſſie, autrement dit le conduit de l'urine, à cauſe qu'il donne paſſage à l'urine pour ſortir de la veſſie, & un peu plus bas, l'entrée du col entouré des caroncules, au-dessous de l'entrée du col se remarque une avance qui est faite de l'extrêmité inférieure des grandes levres que l'on nomme fourchettes.

Les caroncules sont des éminences charnues, lesquelles sont jointes & unies ensemble aux filles qui sont vierges.

La seconde partie composée de la matrice, c'est le col qui est un canal qui commence à l'orifice interne composé de deux membranes, dont l'externe est charnue, & l'interne rugueuse en sa cavité par où est porté la semence de l'homme à la matrice, il sert encore à laisser sortir le sang qui s'écoule tous les mois aux femmes, & aussi à donner passage à l'enfant, à l'arriere-faix ou placenta dans le tems de l'accouchement & à toutes les vuidanges qui le suivent, enfin en tous les corps étrangers qui s'engendrent dans la matrice.

La troisiéme partie est l'orifice interne ou l'entrée de la matrice qui fait une éminence de figure ronde au fond du col qui a une ouverture en son milieu, à peu près semblable à celle du conduit de l'urine aux femmes qui n'ont point eu d'enfant, & à celles qui en ont eu, ressemble au muffe d'une tanche, plus dur & plus épais aux unes qu'aux autres.

L'usage de cet orifice est de donner entrée à la semence de l'homme, se resserrer pour la retenir, s'ouvrir pour l'écoulement des mois, & se dilater dans le tems de l'accouchement à tel point qu'il disparoît, & que dans le tems que l'enfant sort, le fond de la matrice & le col ne font plus qu'une seule cavité & capacité.

Cet orifice se resserre peu-à-peu

pendant le tems des couches, & après ce tems-là, il se trouve fermé souvent tout-à-fait quand les femmes ne vuident plus ni sang ni lait.

La quatriéme partie de la matrice est le propre corps qui s'étend depuis l'orifice interne jusqu'à son fond.

La matrice est située dans la partie inférieure du bas ventre entre la vessie & l'intestin droit, elle est semblable à une poire large en son fond, & étroite en bas vers son orifice interne.

L'action ou l'usage de la matrice est de recevoir les semences de l'homme & de fournir par le moyen de ces vaisseaux la nourriture au fœtus lorsque la mere a conçu, & de contribuer presque tout-à-fait à une parfaite génération, en considérant toutes les bonnes qualités qui sont requises à la femme pour ce grand chef-d'œuvre que Dieu y a formé. Elle a dans ses entrailles cette noble partie, où les trésors de la nature sont cachés.

La matrice a communication avec toutes les parties nobles du corps, avec le cerveau par le moyen des nerfs, avec le cœur par les artères, & avec le foye par les veines, enfin, avec toutes les parties du bas ventre par le péritoine.

La grossesse est un accroissement de la matrice & du ventre causée par un enfant contenu dans la matrice. Enfin la grossesse est, dès aussitôt que la femme a conçu jusqu'à l'accouchement; il y a deux sortes de grossesses, la vraie & la fausse, la fausse grossesse est celle où la femme a conçu un faux germe ou une molle, ou d'autres corps qui ne sont point des enfans.

L'on connoît si la femme est grosse par les signes de conception, & par les questions que l'on fera à la femme,

sçavoir

ſçavoir, ſi elle a perdu ſes fleurs ou ordinaires, ſi elle en a eu quantité la derniere fois qu'elle les a eu ; car la matrice étant bien purgée de ces excrémens de ſon ſang groſſier, elle eſt bien plus propre & prompte à concevoir, la ſeule rétention des mois ſans groſſeſſe, peut cauſer une partie des ſignes de la groſſeſſe ; il y a ſouvent des femmes qui veulent ſçavoir ſi elles ſont groſſes, parce qu'elles n'ont pas été réglées à l'ordinaire, ou elles ont paſſées deux mois ſans l'être plus ou moins.

L'Accoucheur ou la Sage-femme qu'elle choiſira ſera dans une grande expérience pour ſçavoir ſi elle eſt groſſe en la touchant par la partie de la matrice ; en mettant ſon doigt pour toucher par le tact l'orifice interne de la matrice, pour ſçavoir par ce moyen, ſi le bout du col eſt mollet dans ſa circonférence, ſi l'on trouve ce même orifice fermé & retiré un peu plus haut qu'à ſon ordinaire, & que l'on ſente la matrice ſurchargée & tendue autour de l'orifice interne, ſi l'on trouve cette partie de la matrice dans cette ſituation, l'on peut affirmer que la femme eſt groſſe ou du moins qu'il y a quelque corps étranger, comme faux germe ou autre choſe qui n'eſt pas un enfant.

Au lieu que ſi la femme n'eſt point groſſe, l'orifice & le corps de la matrice ſont bien différents de celle où il y a un enfant.

L'on connoît donc qu'une femme n'eſt pas groſſe, quand la matrice eſt ſituée dans ſon degré de hauteur que la femme a coutume de l'avoir, ſon col ou orifice eſt toujours durillet quand elles n'ont pas eu d'enfans, il l'eſt moins à celles qui en ont eu, & la circonférence du col plus large, ainſi du propre corps de la matrice.

Il y a encore d'autres ſignes de groſſeſſe qui ſont à obſerver, comme ſi la femme eſt dégoutée ; ſi elle a des envies de vomir le matin en s'éveillant ; ſi l'on remarque que ſes têtons deviennent plus gros & plus durs, à cauſe que les glandes de ces parties ſont abreuvées d'une ſéroſité laiteuſe, ainſi des autres ſignes ; mais tous ces ſignes de groſſeſſe ne ſont pas ſi certains que le précédent, car le toucher eſt le plus certain, & je ne m'y ſuis jamais trompé après les expériences que j'avois faites à l'Hôtel Dieu de Paris, dans la ſalle des accouchées, où il y vient beaucoup de femmes pour ſçavoir ſi elles ſont groſſes ; d'autres pour ſçavoir le tems qu'elles le ſont, pour pouvoir venir pour être reçues pour y faire leurs couches ; elles ne ſont jamais reçues pour y être accouchées, à moins qu'elles ne ſoient groſſes de ſept à huit mois, & l'on ne peut le ſçavoir au juſte, qu'en touchant l'orifice interne de la matrice, parce que cet orifice ſe racourcit tous les jours, depuis que la femme eſt groſſe, à cauſe que le volume de l'enfant avec ce qui eſt contenu dans la cavité de la matrice, la fait dilater, & vers la fin du terme de la groſſeſſe, la matrice n'a preſque plus de col, à cauſe de ſa grande dilatation, ce qui fait devenir cette partie d'une figure preſque tout-à-fait ronde, & quand la femme commence à avoir des douleurs pour accoucher, la matrice n'a plus de col ni de longueur, ce qui fait tout-à-fait ſa rondeur, & le col qui eſt du propre corps de la matrice eſt tout-à-fair raze, ce qui fait juger que la femme accouchera dans la journée, ou le lendemain par les douleurs qui lui ſurviennent.

L'enſant étant parvenu à ſa juſte

grandeur dans la matrice, le terme de la grossesse étant fini, ce qui se fait connoître par de petites douleurs que la femme a de tems en tems dans le bas des reims, & au ventre vers la région umbilicale ; dans ce tems-là le corps de la matrice ayant été tout-à-fait dilaté par le volume de l'enfant, aide toutes les parties qu'elle contient dans sa cavité ; la matrice devient par sa grande dilatation à un point de grosseur qu'il faut qu'elle se débarrasse de toute nécessité par les loix de la nature, de l'enfant qu'elle contient, par des douleurs que la femme a pour le mettre au monde.

Ces premieres douleurs deviennent plus fréquentes, & parviennent à celles qui font la préparation du ra vail ; alors elles deviennent plus fortes par le mouvement que fait l'enfant dans la matrice par la contraction de cette partie qui le presse très-fort, parce que la matrice ſe raccourcit par ſa contraction, & elle s'allonge par ſa dilatation dans le tems des douleurs du travail.

Comme la tête de l'enfant ſuit ordinairement les membranes des eaux, elle le pouſſe à meſure qu'elle deſcend au paſſage dans la douleur, la matrice étant aſſez dilatée pour lors pour pouvoir la toucher avec le doigt par l'ouverture qui s'eſt faite par les douleurs ; alors les grandes douleurs ſe font ſentir plus aigues, & elles deviennent plus fortes & plus fréquentes à cauſe que l'enfant eſt deſcendu ſur la ſurface interne des os pubis, & ſur la partie de l'inteſtin collom, & ſur le rectom où la matrice eſt ſituée ; les douleurs continuant de la ſorte, l'enfant ſe donne beaucoup de mouvement pour ſe faire jour pour ſa ſortie à la faveur des membranes des eaux qui ſont devant ſa tête ; ces eaux ſont d'une grande utilité pendant tout le tems du travail de la femme, en ce qu'elles préparent l'ouverture de la matrice, & facilitent par leur qualité & leur volume, toute la route des parties naturelles de la matrice où la tête de l'enfant doit paſſer en droite ligne pour ſa ſortie hors de la matrice.

Les diſpoſitions du travail étant dans ce bon état, les douleurs continuant de la ſorte, la tête de l'enfant ſe préſente avec les eaux au paſſage des os pubis, ils y ſont comprimés & preſſés ſi fort par la tête de l'enfant que leur membrane perce, & la mere ſent par cette grande douleur qu'elle a eu, le même effet comme ſi elle avoit mis ſon enfant au monde.

Les eaux étant perçées, l'enfant préſente ſa tête à la place des parties où étoient les membranes des eaux qui eſt le paſſage que la tête ſe fait en ſuivant les eaux, alors toutes les parties internes & externes de la matrice ſe contractent en ſe gonflant pour ſe dilater, afin de faciliter la ſortie de l'enfant que la mere met au monde, à la premiere douleur, ou à la ſeconde que la mere a plus ou moins ſelon la diſpoſition des parties naturelles. La matrice après la ſortie de l'enfant par ſa dilatation ſe retire peu à peu dans ſa même ſituation par ſa contraction.

Après que la femme eſt accouchée, avant que de la délivrer, il faut porter ſa main ſur ſon ventre vers la région umbilicale, pour examiner s'il n'y auroit pas encore quelqu'autre enfant dans la cavité de la matrice ; après cet examen l'on délivre la femme de la maniere ſuivante ; les deux ligatures étant faites au cordon umbilical, un peu de diſtance l'une de l'autre, l'on coupe avec les ciſeaux le cordon entre les

deux

deux ligatures pour en séparer l'enfant, après quoi l'on prend le cordon en examinant si les vaisseaux umbilicaux sont encore pleins de sang que la matrice pourroit leur fournir par la veine umbilicale, & si les vaisseaux de la matrice n'en fournissent plus, l'on le connoîtra en ce que le cordon umbilical sera comme flétri & fort mollet, & un peu tirant sur le blanc, parce que la matrice ne leur fournit plus de sang; ayant fait attention à cette observation, l'on doit juger que le délivre est détaché de la cavité du fond de la matrice, après quoi l'on prend le bout du cordon de la main gauche, & l'on porte sa droite plus haut pour le prendre à la partie de la femme que l'on appelle fourchette pour travailler en tirant par de petites secousses, le cordon pour faire sortir le délivre avec l'aide de la femme que vous faites pousser son haleine en bas en fermant sa bouche, ce qui occasionne une contraction aux muscles de la respiration, & le tiraillement du cordon que l'on fait, qui tient au placenta qui est dans la cavité de la matrice facilite sa descente, à la sortie de ce corps hors de la matrice. C'est ce que l'on peut appeller accouchement naturel, parce que la femme est bien délivrée sans aucun accident, & l'on ne peut pas dire que la femme est bien accouchée si elle n'est point délivrée de son placenta en entier ou arriere-faix, car il arrive quelquefois à certaines femmes, que malgré tout ce que vous faites pour la delivrer, le placenta ou délivre tient si fort à ses attaches par son union des papilles & de ses scissures & embouchures des vaisseaux de la partie cave du fond de la matrice, c'est ce que l'on appelle adhérance, si dans ce cas là, l'on continue à travailler par le tiraillement du cordon umbilical, il ſe déchire peu-à-peu, & à la fin il ſe caſſe, ſi l'on continue à le tirer pour le faire ſortir, & s'il reſiſte par ſon adhérence ſans qu'il ſe caſſe, l'on court grand riſque d'attirer la matrice renverſée hors du corps de la femme, parce que le délivre tient toujours à ſes attaches.

J'ai vu arriver ce triſte accident à Verſailles, à la femme d'un Officier du Roi qui demeuroit à la petite place, où feu le célébre M. Dionis le Pere, fut appellé pour la lui remettre, & la femme en a reſté incommodée.

C'eſt pourquoi, s'il arrive des circonſtances, comme je viens de dire, à la femme pour la délivrer, il ne faut point attendre que le cordon umbilical ſoit tout-à-fait caſſé, afin qu'il vous ſerve de guide pour avoir plus de facilité à porter la main au fond de la matrice pour délivrer la femme ; au contraire, si le cordon étoit tout-à-fait cassé, il y auroit plus de difficulté pour celui qui opére à délivrer la femme. A la vérité, quand ces sortes de cas arrivent, la femme est exposée à souffrir de cruelles douleurs par la main que l'Opérateur est obligé de porter au fond de la matrice pour y détacher le délivre avec ses doigts, en le prenant avec sa main par toute sa masse pour le tenir tout entier, s'il est possible, hors de la matrice, par son opération qui souvent est très-difficile pour la bien exécuter ; parce qu'il faut y revenir avec la main, quelquefois pour tâcher d'avoir ce qui est resté du propre corps du Placenta, plus d'une fois pour bien délivrer la femme.

Tout le monde sçait dans quel péril évident est exposée la femme si malheureusement il reste quelque petite partie du corps du placenta attaché au fond de la matrice.

J'ai été aſſez heureux d'avoir découvert dans mes recherches & obſervations, le moyen de délivrer les femmes qui ont le malheur d'être difficiles à être délivrées après qu'elles ſont accouchées, parce que je connois, quand je porte ma main ſur le ventre de la femme, quand le délivre eſt détaché après avoir examiné le cordon umbilical, pour ſçavoir s'il n'y paſſe plus de ſang venant des vaiſſeaux de la matrice, & on le peut connoître n'y ayant plus de battement d'artère dans les vaiſſeaux umbilicaux qu'il n'en coule plus venant de la matrice, parce que le cordon umbilical eſt preſque vuide & flétri & un peu blanc, ce qui m'a fait connoître que le délivre eſt détaché de la matrice & ſitué dans la cavité moyenne de cette partie où il ſe fait ſentir avec la main en la portant ſur le ventre de la femme.

Voilà la bonne méthode où l'on peut délivrer ſans aucune difficulté les femmes au naturel, quand on s'apperçoit que le délivre eſt adhérant, & quand après la ſortie de l'enfant on ſera bien inſtruit de la méchanique de la circulation du ſang de la mere à l'enfant & de l'enfant à la mere, l'on ſçaura qu'il faut de toute néceſſitéque le délivre ſe détache de la matrice après la ſortie de l'enfant, & voici comment; les deux ligatures faites au cordon après que l'enfant en eſt ſéparé, le ſang que les vaiſſeaux de la matrice fourniſſoient au placenta s'écoule encore à l'ordinaire par la veine umbilicale, à cauſe de l'adhérance qui tient encore aux vaiſſeaux de la matrice, mais il y eſt arrêté par la ligature, les deux artères, ni la veine umbilicale n'ayant plus aucune fonction alors la veine umbilicale ne pouvant plus faire couler le ſang que la matrice lui fournit à cauſe de la ligature qui l'en empêche, le ſang qui a conſervé ſa chaleur eſt obligé de refluer vers le centre du placenta, ce même ſang ne pouvant plus circuler, engorge tous ces vaiſſeaux qui ſe trouvent extrêmement gonflés par le ſang qui reflue de la veine umbilicale & des artères vers le centre du placenta qui l'empêche d'en pouvoir recevoir des vaiſſeaux de la matrice, ce qui oblige le placenta à ſe détacher de ſon adhérence, parce qu'alors la circulation du ſang des vaiſſeaux umbilicaux eſt intercepté avec ceux de la matrice par l'obſtacle de la ligature qui eſt au cordon umbilical, ce qui occaſionne ſon détachement.

Tous les travaux que les femmes ont pendant les douleurs du travail pour accoucher, ne ſont pas toujours ſemblables, car à certaines, qui ſont en plus grand nombre, les travaux pour accoucher ſe font bien mieux en conſéquence de ce qu'elles accouchent plus facilement & plus promptement, & tout cela par les bonnes dispositions des parties naturelles de la matrice; cependant il arrive quelquefois que ces mêmes femmes qui accouchent si heureusement par les bonnes douleurs qu'elles ont pour accoucher, se trouvent quelquefois différentes chez elles quand elles ont eu plusieurs enfans, parce que les douleurs qu'elles ont pour accoucher ne sont pas toujours ressemblantes comme celles qu'elles ont eu dans les accouchemens qui ont été précédens, ce qui nous fait connoître que les travaux du travail pour accoucher qui arrivent à ces femmes sont causés par des dispositions qui se rencontrent différentes des parties naturelles de la matrice, ce qui occasionne souvent à la femme un plus long & plus laborieux travail pour accoucher.

Il y a tant de causes qui peuvent arriver aux femmes pour accoucher pendant les douleurs qu'elles ont du travail, que l'on ne doit pas être ſurpris que les douleurs qu'elles ont ſi long-tems, ne facilitent pas plûtôt la ſortie de l'enfant; mais celui qui eſt bien inſtruit des cauſes qui peuvent arriver pendant tout le tems que ces femmes ſont dans les douleurs pour accoucher, en conçoit bientôt la cauſe en touchant les parties de la femme avec le doigt, pour ſçavoir ſi la préparation des parties de la matrice ſont en bonne diſpoſition pour accoucher, ſi la tête de l'enfant ſe préſente au naturel; étant inſtruit de la ſorte, il n'a plus qu'à avoir de la patience, parce qu'il eſt certain que la femme accouchera par les douleurs qu'elle a, quoiqu'elles ſoient lentes, ce qui fait que le travail ſe trouve bien plus long aux femmes pour accoucher; ce long & laborieux travail rend bien ſouvent la femme inquiéte de ce qu'elle eſt ſi long-tems pour pouvoir accoucher, aussi bien que les parens & les assistans, puisqu'ils disent souvent à celui ou à celle qui est préposée pour faire l'ouvrage, qu'il faut accoucher la femme ; mais les bonnes raisons de celui qui doit accoucher la femme les satisfait, comme il m'est arrivé de me trouver quelquefois ayant été préposé pour accoucher ces femmes qui ont le malheur d'avoir de longs & laborieux travaux pour accoucher, & entr'autres à Madame la Princesse de Guimené, la troisiéme fois que j'eus l'honneur de l'accoucher d'un Prince; les Dames qui y étoient, & les assistans vouloient que je l'accouchasse six heures auparavant, l'enfant venoit bien au naturel, il est vrai que la tête de l'enfant resta quatre heures au passage des os pubis les eaux étant percées, & les douleurs continuant à l'ordinaire.

Il en est arrivé de même à feue S. A. S. Madame la Duchesse d'Orléans, quand elle accoucha de Monseigneur le Duc de Chartres, à Versailles, le 12 Mai 1725. M. Pujos étant préposé pour l'accoucher, le travail fut aussi fort long & laborieux, ce qui fit qu'étant fort fatiguée pour mettre ce grand Prince au monde, cette Princesse s'endormit sur le midy, n'ayant pas dormi depuis près de quarante heures, ce fut dans ce tems-là que les Princesses qui y étoient, ainsi que Monseigneur le Duc d'Orléans & Monseigneur le Prince de Conty, furent fort surpris de ce que S. A. S. n'avoit plus de douleurs pour accoucher, ce qui fit murmurer & craindre qu'on seroit obligé de l'accoucher de force; mais M. Pujos leur représenta, en présence de M. Maréchal, qui étoit venu sur ce faux bruit, & moi qui y étoit présent, que la Princesse accoucheroit, quoique les douleurs l'eussent quittées pour dormir. M. Maréchal, premier Chirurgien du Roi, me demanda si la Dissertation que M. Pujos avoit fait qui étoit proposé pour accoucher S. A. S. devant les Princes & Princesses, me paroissoit bien juste, comme Consultant je répondis, en présence de Monseigneur le Duc d'Orléans & du Prince de Conty & de la Faculté de la Cour, que toutes les impressions que la femme a quand elle est grosse jusqu'à l'accouchement, se font ressentir réciproquement à l'enfant, & que S. A. S. s'étant endormie & dormant encore, l'enfant dormoit aussi, ce qui étoit cause que S. A. S. ne sentoit plus de douleurs, l'enfant ne faisant aucun mouvement pour sa sortie, & que d'abord que Madame la Duchesse d'Orléans seroit réveillée, les douleurs reprendroient à S. A. S. ce qui arriva au bout d'une heure & demie & la Princesse accoucha à la cinquiéme douleur, de Monseigneur le Duc de Chartres, & les couches se passerent fort bien ſans aucun accident & S. A. S. revint groſſe au bout de quinze mois.

En 1708, Madame la Marquiſe de Clermont fille de M. le Marquis d'O, Lieutenant-Général des armées navales du Roi, fut huit jours dans les douleurs pour accoucher, à l'Hôtel de Toulouſe à Verſailles.

Toutes les Princeſſes & Dames de la Cour furent fort effrayées, parce qu'elles apprirent qu'il falloit l'accoucher de force ou par le côté; Madame la Ducheſſe de Bourgogne étant venue à ſon ordinaire, voir Monſeigneur le Duc de Bretagne qui étoit ſevré, toutes les Dames qui étoient avec cette grande Princeſſe, n'eurent d'autre converſation que ſur le triſte état où étoit Madame de Clermont; comme Chirurgien, & que j'étois dans l'appartement de Monſeigneur le Duc de Bretagne, Madame la Ducheſſe de Bourgogne me fit l'honneur de me dire d'aller chez Madame de Clermont pour sçavoir s'il étoit vrai que l'on dût l'accoucher de force. M. Dionis, l'Accoucheur, me dit en entrant dans l'appartement de Madame de Clermont, qu'il avoit été décidé qu'il falloit opérer. Le célébre M. Mauriceau qui y étoit, avoit dit que si l'on différoit, la mere pourroit bien mourir avec l'enfant qui étoit arrêté au passage des os pubis depuis près de quinze heures, & étant présent à l'accouchement, j'eus l'honneur de dire à Madame la Duchesse de Bourgogne, que Madame de Clermont étoit accouchée avec toutes les circonstances difficiles pour pouvoir par ce moyen-là conserver la vie à Madame de Clermont : les couches de Madame la Marquise se passerent fort bien sans aucun accident, & elle devint grosse environ deux ans après, & accoucha heureusement d'une fille.

Les femmes que l'on eſt obligé d'accoucher par l'opération céſarienne, ſont ordinairement mal conſtruites par les os qui compoſent le baſſin où les os pubis ſont preſque totalement unis par leurs cartilages, ce qui empêche que la femme étant conſtruite de cette maniere-là, ne peut pas accoucher; quand ces circonſtances ſe trouvent de la ſorte, l'on eſt obligé d'opérer pour tâcher d'avoir l'enfant en vie, & quelquefois auſſi l'on ſauve celle de la mere, comme je l'ai vû arriver à une, où feu M. Soumain Accoucheur, la fit en préſence des Maîtres Chirurgiens Accoucheurs; je fus voir le lendemain cette petite femme, qui demeuroit dans la rue de Guenegaud, fauxbourg Saint Germain; où je trouvai que M. Soumain alloit la panſer en préſence des Maîtres conſultans. Cette petite femme Riquette guérit fort bien ſans qu'il arrivât aucun accident, & l'enfant se portant bien.

L'on est encore obligé de faire l'opération césarienne à certaines femmes qui ont le malheur d'avoir des maladies mortelles, quoiqu'elles soient bien construites, & qui n'ont pas eu des douleurs pour accoucher pendant leurs maladies. Ceux qui sont proposé pour faire cette opération, attendent que la malade soit agonisante & prête à expirer pour tâcher d'avoir l'enfant en vie, comme on le pratique ordinairement à l'Hôtel-Dieu de Paris, où je l'ai fait plusieurs fois en présence de M. Mery & M. Thibaut, tous les deux Chirurgiens principaux de cet Hôpital, qui me dirent que l'on ne devoit faire cette opération que quand la femme étoit mourante, & dans le dernier moment de sa vie. Les Docteurs de Sorbonne, l'ayant décidé de même, à cause que cette opération pouroit se rendre fort commune dans bien des occasions où il n'est pas nécessaire de la faire, parce qu'il arrive souvent à certaines femmes, qui ont un fort long & laborieux travail pour accoucher, & que l'on croit que ces femmes ne peuvent pas accoucher, ce qui donne lieu souvent de dire qu'il faut les accoucher par le côté, ne sçachant pas que par la suite des douleurs du travail, qu'elles accoucheroient au naturel, comme je l'ai vu où j'ai été demandé, où l'on m'assuroit que ces femmes ne pouvoient pas accoucher étant dans les douleurs depuis quinze jours plus ou moins, & qu'il falloit les accoucher par le côté, & ces femmes, par la suite accouchoient au naturel, parce qu'elles avoient toujours de bonnes douleurs pour accoucher.

Les plus naturels de tous les accouchemens sont ceux qu'après la sortie de l'enfant hors de la matrice, le délivre ſuit l'enfant, & ſi toutes les femmes avoient le bonheur d'accoucher de même, il n'en mourroit preſque pas en couche, parce que la femme eſt bien accouchée & bien délivrée au naturel.

Il y a encore un accouchement naturel d'une autre eſpéce, où il ſe trouve des circonſtances qui empêchent que les femmes n'accouchent pas auſſi-tôt qu'elles ſeroient dans les grandes douleurs du travail, parce que le cordon umbilical ſe trouve engagé autour du col de l'enfant qui l'arrête à ſon paſſage du couronnement, ce qui occaſionne à la femme un long travail pour mettre ſon enfant au monde, car il faut que les douleurs que la femme a, faſſent détacher le délivre de ſes attaches de la matrice, & ce détachement du placenta, ne ſe fait qu'à meſure que la femme a des douleurs, parce que l'enfant eſt toujours pouſſé au paſſage, & le tiraillement que l'enfant fait au cordon qu'il a autour du col, fait détacher le délivre peu-à-peu dans le tems de la douleur que la mere a, ce qui lui facilite ſa ſortie par la ſuite, ces ſortes de difficultés peuvent être occaſionnées du plus ou du moins, ſelon que le délivre ou placenta ſe trouve attaché aux embouchures des vaiſſeaux de la matrice, & quand il arrive à certaines femmes que la diſpoſition des parties de la matrice ſe trouve bien diſpoſée au détachement du délivre, la femme en accouche bien plutôt.

La femme qui eſt dans la peine des douleurs du travail de cette nature, craint ſouvent qu'elle n'accouchera pas, comme j'ai vu en bien des endroits où l'on m'a envoyé chercher pour venir accoucher ces femmes, où l'on me diſoit qu'elles ne pouvoient pas accoucher, après avoir examiné ces femmes, ayant touché la tête de l'enfant arrêtée au passage du couronnement, & toutes les parties en bonnes dispositions pour accoucher, & connoissant la cause qui empêchoit la sortie de l'enfant, je les assurois qu'elles accoucheroient, parce qu'elles avoient des douleurs. Il y en a eu certaines qui ont voulu que je restasse auprès d'elles pour les accoucher, & comme il ne faut que de la patience bien fondée à tous les accouchemens naturels, l'on doit être persuadé qu'il y a toujours espérance que la femme accouchera tant qu'elle aura des douleurs; les parties de la femme étant bien disposées pour cela, n'y ayant pas d'autre cause qui oblige d'accoucher la femme.

Il faut que celui ou celle qui est proposé pour accoucher la femme où l'enfant a le cordon umbilical autour de son col, en le recevant en venant au monde, qui le tire doucement après la sortie de la tête & des épaules, parce que, si l'on le tiroit tout-à-fait en dehors, l'enfant qui a le cordon autour du col pourroit le serrer d'avantage, le cordon étant diminué de sa longueur par la partie du volume qu'il a autour de son col, qui l'empêche d'avoir de l'air, & cela est si vrai, que l'enfant ne fait aucun cri en venant au monde qu'après être dégagé du cordon umbilical qu'il a tour de son col.

Il y a quelquefois des dispositions de la nature dans les accouchemens & dans les grossesse qui peuvent embarrasser ceux qui ont commencé à pratiquer l'art des accouchemens, manquant de principes & d'une longue expérience; par exemple, une femme qui est grosse & sur la fin de son terme, il arrive quelques fois qu'elles ont des douleurs, & l'on croit souvent que ce sont des douleurs pour accoucher, mais celui qui est bien au fait dans l'art des accouchemens, est bientôt instruit du fait, en touchant la femme avec son doigt, & il connoît par le tact s'il y a quelque disposition d'accoucher, même quand il y auroit un écoulement des eaux, ce qui fait ordinairement dans ces cas que l'orifice de la matrice se trouve un tant soit peu entr'ouvert pour les écoulemens de ces fausses eaux; l'on doit toujours attendre que les douleurs pour la préparation du travail pour accoucher, se fassent sentir à la mere, car les douleurs que les femmes ont dans les écoulemens des fausses eaux, sont bien différentes, parce que l'on ne les sent presque pas, que quand les eaux veulent s'écouler; j'ai vu arriver quelques fois ces écoulemens d'eaux à des Dames, dont j'étois proposé pour les accoucher, entr'autres, à Madame la Princesse de Guimené dont les eaux percerent & l'écoulement dura pendant vingt-cinq jours, & d'abord que les écoulemens eurent finis, les douleurs pour accoucher se firent sentir à la Princesse sept ou huit heures après (aux unes plus & aux autres moins) le travail pour accoucher se passa fort bien, & la préparation des eaux se fit comme à l'ordinaire, dans les membranes qui percerent dans les grandes douleurs, & la Princesse mit son enfant au monde à la troisiéme douleur.

Après que l'enfant est né, le trou ovale se bouche, par conséquent la circulation du sang se fait differemment que lorsqu'il est encore renfermé dans la matrice, premiere cause qu'il faut que le placenta se détache de la matrice après la sortie de l'enfant, n'y ayant plus aucun usage ni fonction; la circulation du sang étant changée. Le placenta doit être regardé tout le tems qu'il séjourne dans la matrice, après la sortie de l'enfant quand il y reste ou quelque portion, comme un corps étranger capable de corruption qui cause ordinairement la mort des femmes.

La preuve certaine qu'il faut de toute necessité que le placenta se détache de la matrice, & en sorte comme l'enfant, c'est qu'il y a des pays où l'on ne délivre pas les femmes, que bien des personnes sçavent qui ont habité ces pays, comme l'Asie, l'Afrique & l'Amérique, qui m'ont dit que les femmes de ces pays, s'accouchoient les unes les autres, & qu'après la sortie de l'enfant, elles faisoient la ligature des vaisseaux umbilicaux pour en séparer l'enfant, le délivre restant dans la matrice, ces femmes alloient après se promener ou travailler, le delivre pendant ce tems-là se séparoit & sortoit de la matrice.

Tout cela peut-être fort vrai, les

clima

climats & la maniere de vivre de ces peuples-là qui habitent les campagnes & les forets, joint au climat différent de l'Europe, peut leur faciliter d'être délivrées facilement par les voyes de la nature.

Tout le monde ſçait que les animaux n'ont perſonne pour les délivrer, après qu'ils ont mis leurs petits au monde, & qu'il y en a certains qui ſe délivrent eux-mêmes, & d'autres que le délivre ſe ſépare de la matrice & en ſort par les opérations de la nature, ce qui fait qu'il périt bien moins d'animaux que de femmes en couches.

Car ces femelles, auſſi bien que les femmes, s'il leur arrive qu'il leur reſte quelque portion de leur délivre dans la matrice, après qu'ils ont faits leurs petits animaux, ils en périſſent ſi cette portion qui a reſté de leur placenta ne ſort pas dans le cours de leur neuviéme jour, après qu'ils ont faits leurs petits, comme je l'ai vu arriver à une petite chienne qui appartenoit à une Dame Bourgeoise de Paris, qui mourut après avoir mis bas ses petits chiens, au bout de huit jours.

Il ne faut pas douter un moment que les femmes ne soient dans un péril évident de mourir dans le cours de leur neuviéme jour de leurs couches, s'il y a resté quelque petite ou grande quantité du placenta dans leur matrice, après qu'elles ont été accouchées, & si cette portion qui a resté attachée à l'embouchure d'un ou plusieurs vaisseaux de la matrice ne sort pas pendant le tems des écoulemens de sang ou des vuidanges qui se font avant le tems que la fiévre de lait leur arrive, qui leur prend ordinairement un jour ou deux après leurs couches, plus ou moins. Les femmes sont dans un grand danger de perdre leur vie, parce qu'il faut croire que comme les vuidanges ſe ſuppriment en partie dans le tems de la fiévre de lait, & qu'il ne s'écoule de la matrice que fort peu d'une eſpece de liqueur laiteuſe ; cette portion du placenta qui n'a pas ſorti, ſort difficilement pendans le tems de la fiévre du lait, n'y ayant preſque pas d'écoulement de la matrice, ce qui occaſionne la difficulté de la ſortie de ce corps étranger qui ſe corrompt, ce qui fait que par ſa corruption, la fiévre ne diſcontinue pas, & la matrice ne vuide plus, parce que cette partie devient douloureuſe & quelquefois tendue, à cauſe de la diſpoſition inflammatoire qui arrive à la matrice, ce qui fait que la femme périt en peu de tems; comme je l'ai vu arriver pluſieurs fois où j'ai été appellé, malgré tous les remedes que l'on avoit pû faire pour faire ſortir le reſte du délivre. Dans le commencement des premiers ſiécles, les femmes s'accouchoient les unes les autres : il faut eroire auſſi qu'il y en avoit qui accouchoient toutes ſeules, comme il y en a encore dans certains pays que les hommes ont découvert, mais comme il y en avoit un grand nombre qui périſſoient manque de ſçavoir, ils s'imaginerent d'établir des femmes pour les ſervir dans leur accouchement, qui furent nommées par la ſuite Matrônes ; par le ſecours de ces femmes qui étoient fort occupées à faire cette profeſſion, il en mourroit bien moins, mais il faut croire que celles qui mourroient dans la peine d'accoucher, étoient celles qui avoient le malheur d'avoir leurs enfans mal tournés dans la matrice, parce que les Matrônes ne ſçavoient pas faire d'autre ouvrage que celle que quand l'enfant ſe préſentoit au naturel en venant au monde, ce qui donna occaſion qu'il falloit de toute néceſſité, dans le cas des accouchemens contre nature, avoir recours aux Chirurgiens-Opérateurs, parce que la Matrône n'étoit pas aſſez inſtruite pour faire un accouchement contre nature, comme nous le voyons encore aujourd'hui, ce qui fait que les Sages-femmes qui ſont bien au fait de faire un accouchement naturel, ne le ſont pas pour faire celui qui eſt contre nature.

Le célébre Ambroiſe Paré, premier Chirurgien de nos Rois Charles IX. Henry III. & Henry IV. a été le premier Auteur qui ait travaillé par ſon grand génie à rendre l'art de la Chirurgie & l'art des Accouchemens le plus à découvert, qu'il mit au jour pour le bien public dans le ſiécle de l'année 1607, le dixiéme jour de Janvier. Ce ſçavant Auteur a donné par ſes ouvrages le commencement des grands principes pour bien faire toutes les opérations de la Chirurgie & de l'art des Accouchemens. Il inventa une quantité d'inſtrumens que l'on voit encore dans son livre, pour pouvoir avec plus de facilité, faire les opérations de la Chirurgie, avec d'autres, pour pouvoir accoucher les femmes; on le venoit chercher à Paris pour les femmes qui ne pouvoient pas accoucher.

Tous les Chirurgiens célébres qui sont venus après lui, se sont fort appliqués à perfectionner l'art de la Chirurgie par le moyen des bons principes que ce sçavant homme leur avoit laissés; & comme ce grand Auteur avoit une réputation fort générale par ses grandes connoissances dans la Chirurgie, il pratiquoit aussi l'art des Accouchemens avec un grand succès, & comme il arrive souvent à certaines femmes qu'elles ne peuvent pas accoucher par bien des causes, comme quand l'enfant est mal tourné dans la matrice; elles mourroient si on ne les accouchoit pas, parce que l'enfant ne peut pas sortir de la matrice, à cauſe qu'il ſe préſente pour ſa ſortie contre nature, ce qui a donné lieu dans ces ſortes d'accouchemens d'avoir le ſecours d'un bon Chirurgien opérateur & praticien dans l'art des Accouchemens; car tous ceux qui accouchement & qui font un accouchent naturel, ne ſont pas ſouvent capables d'en faire un contre nature, comme je l'ai vû où j'ai été appellé, auſſi bien que M. Caniar ancien Accoucheur, qui fut auſſi mandé, où nous nous trouvâmes enſemble, il ſe fâcha contre la Sage-Femme de ce qu'elle ne nous avoit pas avertis plûtôt; elle lui répondit qu'elle en avoit avertis quatre qui n'avoient pas pû réuſſir, cependant il me dit d'opérer, comme j'étois arrivé le premier, j'accouchai la femme d'un enfant qui étoit mort il y avoit environ un mois.

Il en eſt arrivé de même à M. Pujos, où il a été appellé; il trouva un de ſes Confreres qui étoit propoſé pour accoucher la Dame & il fallut que M. Pujos l'accouchât, parce que l'enfant venoit contre nature.

Il en eſt de même ſur le génie de certains hommes qui croient être fort ſçavans dans leur profeſſions, il eſt vrai que ces hommes ſont quelquefois ſçavans dans les petites choſes, mais dans les grandes, *nego*, parce qu'il y a de différens génies dans l'homme, mais la grande application avec l'expérience peuvent avec le tems rendre un homme ſçavant dans ſa profeſſion, & le mettre en état par ce moyen de réuſſir dans ce qu'il fait.

L'accouchement contre nature eſt toujours un accouchement fort laborieux, parce que l'enfant préſente une autre partie de ſon corps dans le paſſage de la matrice pour venir au monde, à la place de ſa tête, les douleurs du travail que la femme a ſont fort lentes, parce que la tête de l'enfant ne porte pas dans la route de ſon paſſage la tête la premiere, ce qui fait que l'orifice de la matrice ſe dilate avec bien plus de peine, & l'enfant ne ſortiroit jamais ſi l'on n'accouchoit pas la mere.

Il faut que celui qui eſt propoſé pour faire ces accouchemens, attende que les eaux ſoient percées, à moins que les eaux ne fuſſent hors d'œuvres, parce que leur voulume facilite la dilatation des parties de la cavité de la matrice en s'approchant du paſſage.

Les eaux étant percées, l'on eſt bien plus facilement inſtruit quelle eſt la partie que l'enfant préſente au paſſage en touchant l'ouverture du col de la matrice avec le doigt.

Il faut pour commencer l'ouvrage inſinuer ſa main par l'ouverture de la matrice, la conduire dans ſa cavité, puis après on la porte plus haut en arrangeant à côté la partie que l'enfant préſente pour pouvoir inſinuer la main dans la cavité où ſont ſitués les pieds , l'on en prend un pour le faire ſuivre en le tirant hors de la matrice.

C'eſt dans ce tems-là que vous faites changer de ſituation au corps de l'enfant, dont ſa tête tourne vers les lieux de la matrice où étoient les pieds , ce qui facilite, en tirant les pieds, de faire deſcendre le corps de l'enfant au paſſage pour accoucher la femme de ſuite.

J'ai toujours eu ſoin dans ces ſortes d'opérations, après avoir tiré un pied en dehors, de ne point aller chercher l'autre, en remettant ma main dans la cavité de la matrice , parce qu'en tiraillant mon pied juſqu'à moitié la jambe plus ou moins, l'autre pied ſe préſente au paſſage que je fais ſortir avec mon doigt ou quelquefois il ſort de lui-même en tiraillant le pied que je tiens, par ce moyen-là on épargne la douleur à la femme en ne remettant pas la main dans la matrice pour aller chercher l'autre, au lieu que s'il se trouvoit encore un ou deux enfans dans la matrice, on pourroit bien prendre les pieds de l'autre enfant pour le faire sortir, ce qui feroit un très-mauvais accouchement pour la femme & pour celui qui travaille à l'accouchement.

Ainsi j'ai cru qu'en pratiquant la maniere d'accoucher, que quand on avoit un pied en dehors, il étoit bien plus facile de faire sortir l'autre sans l'aller chercher en mettant sa main dans la matrice, parce que les deux pieds du corps d'un enfant suivent toujours l'un près de l'autre pour leur sortie, quand on est obligé d'accoucher la femme, & voici comme on tire l'enfant hors de la matrice; après l'avoir tiré jusqu'aux aisselles, on dégage les bras vers cette partie avec les doigts pour faire ſortir les bras & vous poſés les mains ſur les épaules de l'enfant après les bras dégagés pour le tirer & pour ſortir la tête qui ſuit le corps.

Je dis qu'il falloit attendre que les eaux fuſſent percées, parce que l'on inſinue bien plus facilement ſa main dans la cavité de la matrice, à moins que la femme n'eut une perte de ſang ou d'autres cauſes qui peuvent arriver, où l'on eſt obligé d'accoucher la femme le plus promptement qu'il ſe peut, pour ſauver la vie à la mere & à l'enfant.

Les accouchemens contre nature, ſont tous ceux dont l'enfant préſente une partie de ſon corps au paſſage pour ſa ſortie, comme un bras, une main, une hanche, les feſſes, les cuiſſes, un genouil & les pieds, qui eſt l'accouchement, quoique contre nature, le plus facile à faire que tous les précédens dont je viens de parler, parce que les pieds ſe préſentant les premiers, il eſt facile de les tirer, à cauſe qu'on n'eſt pas obligé de porter ſa main bien avant dans la cavité de la matrice pour les aller chercher, ce qui fait que la femme eſt plûtôt accouchée avec bien moins de douleurs.

Il y a des cas qui ſe trouvent fort rares dans les accouchemens où l'enfant ſe préſente au naturel au paſſage, dont la tête ſe trouve ſi groſſe, qu'il lui empêche ſa ſortie, où l'on eſt obligé d'accoucher la femme, comme il m'eſt arrivé de le faire où j'ai été appellé, & l'on peut nommer ces ſortes d'accouchemens non naturels, comme quand le cordon umbilical ſort dans les douleurs de l'accouchement.

En 1711, Madame l'Epée, Sage-Femme m'envoya chercher le 10 du mois de Mars pour aller ſecourir la femme d'un Cuisinier de S. A. S. Monseigneur le Duc de Bourbon, elle me fit le rapport de l'état de la malade, il y avoit quatre jours que la femme étoit dans les douleurs du travail, la malade venoit de recevoir ses Sacremens, elle me dit que l'enfant venoit de travers, & qu'en touchant la malade l'on sentoit au passage du couronnement un gros volume molasse après que les eaux avoient été percées, dont elle croyoit que c'étoit le ventre de l'enfant qui se présentoit au passage; je fis mettre la malade en bonne situation pour pouvoir bien travailler, je mis d'abord mes doigts par l'ouverture de la matrice, je trouvai dans le passage un gros volume de membrannes molasses, comme la Sage-Femme m'avoit dit, je glissai ma main un peu plus en avant pour m'éclaircir si ce n'étoit pas encore de secondes membranes des eaux; je trouvai le long du volume membraneux avec le col de l'enfant, & le corps membraneux étoit situé à la place de sa tête ; je retirai ma main & perçai ces membranes avec la pointe de mon bistouri, à cause de leur épaisseur, il en sorti sur le moment environ quatre pintes d'eau d'une couleur un peu jaune & fort trouble, la femme fit un mouvement d'une douleur qui lui prit dans le tems que j'eus ouvert ses membranes, & fit que toutes les eaux s'écoulerent en peu de tems, alors les membranes se présenterent en partie en dehors de la matrice ; il me fut facile pour lors de sçavoir si l'enfant avoit une tête, & n'en trouvant pas je le tirai par les membranes pour le faire sortir ; cet enfant n'avoit pas les os du crâne ni des tempes, c'étoit ces membranes qui couvroient la cavité du crâne où étoient contenues les eaux à la place du cerveau que l'enfant n'avoit pas ; ces membranes prenoient origines de la même peau du col qui couvroit le reste de la tête jusqu'à la machoire inférieure, les suites de ses couches se passerent bien & la femme eut plusieurs enfans depuis ce tems-là.

La même année le sixieme du mois d'Août, Madame l'Epée m'envoya chercher pour aller secourir la femme d'un nommé Navet, Cuisinier de feu Madame la Maréchale de la Mothe, dans la rue de la Paroisse, la Sage-Femme me dit en arrivant qu'il y avoit six jours que la malade étoit dans les douleurs du travail, & que les eaux avoient percées le cinquieme jour, que l'enfant se présentoit au naturel au passage, & qu'elle croioit qu'il étoit mort, parce qu'il y avoit longtems qu'il étoit arrêté au passage, & que les douleurs n'étoit pas si fortes ni si fréquentes & qu'elle lui avoit fait recevoir ses Sacremens ; après avoir bien

bien examiné la malade, je trouvai l'enfant preſqu'au paſſage, je gliſſai ma main dans l'entrée de la matrice vers la fin de la douleur de la femme, parce que la matrice ſe dilate dans ce tems-là après ſa contraction, ce qui me donna plus de facilité à porter ma main ſur la tête de l'enfant pour la repouſſer en dedans de la matrice autant qu'il le falloit pour pouvoir la gliſſer le long du front & de la face, pour tâcher d'inſinuer un de mes doigts dans la bouche de l'enfant, ce qui me réuſſit, & par ce point d'appui ayant introduit mon doigt dans ſa bouche, je fis en tirant, ſortir l'enfant vivant, ſans que l'accouchée eût aucun accident pendant ſes couches, quoiqu'elle fut âgée de quarante-cinq ans, & c'étoit ſon premier enfant, ce qui avoit rendu ſon travail ſi long & ſi laborieux.

Je voulus tâcher de faire cette expérience en cherchant ſi je pouvois la rendre possible pour ne pas mè servir du crochet ; feue Madame la Duchesse de Ventadour qui connoissoit cette femme, & à qui l'on avoit dit qu'elle mourroit sans qu'il fut possible de pouvoir l'accoucher, me demanda si l'accouchée n'étoit pas bien malade, & si elle n'en mourroit pas, elle pria M. Poirier, premier Médecin des Princes & Enfans de France, de l'aller voir avec moi, la malade passa le tems de ses couches fort heureusement.

En 1715 l'on m'envoya chercher à Paris pour aller accoucher une Dame dans la rue Royale, butte S. Roch ; en arrivant Madame Présau Sage-Femme, me dit que la malade étoit dans les douleurs depuis deux jours pour accoucher, & que les eaux avoient percées il y avoit environ quatre heures, qu'après les eaux percées le cordon umbilical avoit sorti avec les eaux en dehors de la matrice,

& la tête de l'enfant se présentoit au naturel ; je dis à Madame Préfau qu'il falloit accoucher la femme pour conserver la vie à l'enfant, parce que la tête de l'enfant à mesure qu'il s'approcheroit du passage pour sa sortie, la tête de l'enfant comprimeroit, contre les parois du passage, le cordon umbilical pendant tout le tems des douleurs que la femme auroit pour accoucher, ce qui feroit périr l'enfant, ne recevant plus d'air avant sa sortie hors de la matrice. Madame Préfau me dit que je n'avois qu'à accoucher la Dame, je me mis en devoir pour l'accoucher en portant ma main dans la cavité de la matrice, où je trouvai la tête de l'enfant dans la route du passage, je la repoussai un peu sur le côté des parois de la matrice, pour pouvoir insinuer ma main plus haut vers les épaules & de-là dans toute la route des reins de l'enfant, je la poussai jusqu'au de-là des fesses pour l'insinuer vers le fond de la matrice pour avoir les pieds que je pris & les tirai à moi pour les faire sortir en dehors de la matrice ; comme les eaux ne s'étoient pas encore tout-à-fait écoulées, & qu'il en restoit encore dans la cavité de la matrice, il me fut facile d'accoucher la femme d'un enfant vivant ; ces couches se passerent sans aucun accident.

Ce sont ces sortes d'accouchemens que l'on peut appeller non naturels, parce que la tête de l'enfant se présente pour venir au monde à l'ordinaire au passage du couronnement.

En 1716, le 10 du mois d'Avril l'on m'envoya chercher, pour aller accoucher une Femme de Chambre chez sa Maîtresse, qui demeuroit dans la rue S. Honoré, vis-à-vis les Jacobins, en arrivant, Madame Présau, Sage-femme, me dit que dans les douleurs du travail, elle s'étoit apperçue que la malade avoit quelque mouvement convulſif & qu'elle l'avoit fait ſaigner, & qu'après la ſaignée la malade étoit tombée en létargie, & qu'elle étoit toujours dans le même état, & que ſa Maîtreſſe avoit envoyé chercher M. Perar, je répondis à la Sage-Femme qu'il falloit l'attendre; elle en avertit la Maîtreſſe qui me fit entrer dans ſon appartement en me priant devant Madame Préſau, de vouloir bien accoucher ſa Femme de Chambre, je me mis en devoir de l'accoucher, & dans ce tems-là arriva M. Peras, qui fut préſent à l'accouchement d'un enfant mort, l'accouchée ſe rétablit & s'eſt bien porté depuis.

La même année un Jardinier du Faubourg S. Honoré me vint chercher le 12 de Novembre, pour aller ſecourir ſa femme qui étoit en mal d'enfant, en arrivant la Sage-Femme me dit qu'après les eaux percées la main de l'enfant ſe préſentoit au paſſage avec ſa tête, & qu'elle n'avoit pas pû accoucher la femme, j'examinai la femme qui avoit toujours des douleurs, je trouvai la main en dehors de la matrice, je la fis rentrer en mettant ma main dans l'ouverture de la matrice & la rangeai à côté de la tête, afin de me faciliter de porter ma main plus avant, l'ayant gliſſée le long des épaules & ſur les reins de l'enfant, je la portai ſur les feſſes & la pouſſai plus avant pour entrer au fond de la cavité de la matrice pour y prendre un pied que je tirai à moi pour le faire ſortir en dehors de la cavité de la matrice, ayant le pied en dehors, je le tirai juſqu'à demie jambe, l'autre s'eſt préſenté au paſſage que j'ai dégagé avec le doigt, ayant les deux pieds pour faire ſuivre le corps, j'accouchai la femme de ſuite d'un garçon vivant.

En 1717, le ſix du mois de Mars,

un Soldat aux Gardes de la Compagnie de M. le Marquis de Pezé, me vint chercher pour m'emmener chez lui à la Grenouilliere, pour ſecourir ſa femme qui étoit en mal d'enfant, la Sage-Femme ayant demandé du ſecours, étant arrivé chez la malade la Sage-Femme me dit qu'il y avoit longtems que la femme ſentoit des douleurs, mais que depuis quinze jours les douleurs avoient augmentées & étoient parvenues aux grandes du travail depuis trois jours, & que les eaux avoient percées depuis deux jours, & qu'il s'écouloit par l'ouverture de la matrice, du ſang, & que la femme étoit groſſe de plus d'onze mois ſelon ſon calcul, j'examiné la malade en portant mes doigts dans l'ouverture de la matrice, qui étoit aſſez dilatée pour porter ma main en dedans, où je ne trouvai aucune partie d'enfant qu'un gros volume comme charnue aſſez près du paſſage enveloppé d'une membrane que je rompis avec mes doigts ; je trouvai que ce volume charnu étoit une molle, ne pouvant la prendre pour la faire ſortir, je la déchirai avec mes doigts pour tâcher de la faire ſortir en détail, la malade dans ce tems-là eut une douleur aſſez forte qui fit deſcendre le volume en vue du couronnement, mais ne pouvant ſortir, il fallut que je l'euſſe en détail avec mes doigts, par ce moyen je diminuai ce gros volume, ce qui me donna la facilité de le faire ſortir en dehors de la matrice, cette molle étoit enveloppée d'une membrane plus épaiſſe que celle des membranes des eaux qui étoient adhérantes avec une eſpece de cordon umbilical que les vaiſſeaux formoient qui avoient leurs attaches à la matrice, la femme s'eſt bien portée depuis & devint groſſe une année après, & accoucha fort heureuſement d'un garçon, à ce que me dit ſon mari.

En

En 1718, l'on me vint chercher pour aller à Nanterre ſecourir la femme d'un Cabaretier Aubergiſte, le 12 du mois de Mai; la Sage-femme me dit qu'elle l'avoit accouchée la veille d'une fille qui ſe portoit bien, mais qu'elle n'avoit pas pû délivrer ſon accouchée, je me mis en devoir d'opérer en portant ma main dans la cavité de la matrice, je trouvai les eaux d'un autre enfant que je perçai avec mes doigts, après les membranes percées, un pied de l'enfant qui étoit reſté ſe préſenta, que je tirai en dehors de la matrice, l'autre pied ſuivit en tirant celui que je tenois à ma main, & j'accouchai la femme de ſuite d'un garçon bien vivant, je pris le cordon umbilical de la fille qui étoit venue au monde, que la Sage-femme avoit laiſſé à la partie avec celui de ſon frere, pour travailler avec les deux & délivrer la mere dans ſa perfection, l'enfant ſe portant bien

& les suites des couches se passerent de même.

La même année l'on m'envoya chercher le huit de Septembre pour aller secourir la femme d'un Marchand de bas, dans le Faubourg S. Honoré proche la Porte ; la Sage-femme me dit en arrivant, qu'il y avoit trois jours que la malade avoit senti des douleurs pour accoucher, & que ces douleurs étoient parvenues aux grandes, & que la tête de l'enfant étoit descendu presque au couronnement, & qu'elle avoit fait saigner la malade, qu'il y avoit environ une heure que les eaux avoient percées, j'examinai la malade, avec mon doigt, je touchai la tête de l'enfant, j'introduisis ma main dans la matrice, je trouvai la main de l'enfant qui se présentoit à côté de sa tête ; je portai ensuite ma main plus haut, à la faveur des eaux, qui ne s'étoient pas écoulées tout-à-fait, pour aller chercher le pied au fond de la cavité de la matrice, que je pris, & j'accouchai la femme tout de ſuite, M. Bourgeois le fils, qu'on avoit envoyé chercher avant moi, arriva comme je délivrois la femme , l'enfant étoit bien vivant , ſe portant bien & les couches de la mere ſe paſſerent fort bien.

En 1719, le ſixiéme de Juillet, l'on me vint chercher pour aller ſecourir la femme d'un Jardinier vigneron, de la part de M. Boulan, Médecin, qui étoit à ſa maiſon de Nanterre, où il m'amena chez la malade, la Sage-femme me dit qu'il y avoit quatre jours qu'elle étoit dans le mal d'enfant, qu'il venoit bien, & que ſa tête étoit depuis deux jours au paſſage des os pubis avec le bout du cordon umbilical qui étoit ſorti dans le tems que les eaux avoient percées, & que la malade n'avoit plus de douleurs depuis le matin ; après avoir examiné la femme, la tête étoit située au passage qui étoit en vue avec le cordon qui étoit sorti avec les eaux, le sang ne circuloit plus, ou il n'y avoit pas de battement d'artère au cordon; & par conséquent l'enfant étoit mort, je commençai pour accoucher la femme, d'ouvrir le dessus du crâne, pour vuider le cerveau, le devant de la tête étant ouvert, & le cerveau en partie vuidé, le volume de la tête diminua, les os du crâne qui sont comme des cartilages, s'affaiserent, ce qui me facilita en mettant mes doigts par l'ouverture du crâne, en appuyant mon pouce en dehors sur la surface de la tête de l'enfant qui me servoit de point d'appui pour la tirer en dehors avec la patience, ce qui me réussit pour accoucher la femme, elle n'eut aucun facheux accident pendant tout le tems de ses couches, elle s'est bien portée depuis avec d'autres enfans qu'elle a eues. La même année l'on m'envoya chercher de la part de M. Bellomont, Maître Chirurgien, le 4 du mois de Septembre, pour aller secourir la femme d'un Maître à danser, qui demeuroit dans la rue d'Argenteuil, proche la Paroisse Saint Roch, Madame Preseaux, ancienne Sage-Femme, me dit en arrivant que les douleurs du travail, où la malade étoit encore, s'étoient bien déterminées, mais les eaux ayant percées, l'enfant présentoit au passage du couronnement sa tête renversée sur ses épaules, ce qui empêchoit sa sortie, je mis mes doigts dans l'ouverture de la matrice qui étoit dilatée vers la fin de la douleur, pour porter ma main sur la tête de l'enfant & la glisser sur le derriere, vers l'occiput, pour la remettre à son état naturel, elle fut tournée assez en devant pour que le devant du crâne se présenta au passage, & la mere, à la premiere douleur, mit ſon enfant au monde bien vivant.

En 1720, le ſixiéme jour du mois de Juin, l'on m'envoya chercher de chez M. Laudumier, fort connu par ſes expériences, en arrivant chez lui, il me dit que ſa femme avoit un mauvais travail pour accoucher, que l'enfant venoit en double en préſentant les feſſes & que les eaux avoient percées le jour auparavarlt, & qu'il l'avoit ſaignée, Madame Laudumier me pria de ne point l'accoucher de force, après l'avoir touchée, je trouvai que la matrice n'étoit pas aſſez dilatée, ni la tête de l'enfant aſſez baiſſé au paſſage; j'attendis qu'elle eût encore des douleurs aſſez fortes pour bien préparer l'ouvrage, environ une heure après dans le commencement de la douleur que la matrice ſe contracte & ſe dilate, je mis mes doigts dans l'ouverture de la matrice, & dans ſa dilactation, je les portai plus haut au-dessous du plis du jarret de la jambe de l'enfant, je fis sortir le pied que je tirai, en tenant le pied, l'autre se présenta au passage, que je dégageai avec le doigt pour le faire sortir, ayant joint mes deux pieds ensemble, je tirai l'enfant tout de suite, jusqu'aux aisselles pour dégager les bras, afin de faire suivre la tête plus facilement, par ce moyen j'accouchai Madame Laudumier d'une fille bien vivante, qui s'est bien portée depuis, aussi bien que la mere, elle est à présent mariée.

La même année l'on m'envoya chercher de la part de M. Bellomont, Maître Chirurgien, le 15 du mois d'Août, pour aller dans la rue de Richelieu à l'Hôtel de la Banque, pour secourir la femme du Concierge qui s'étoit blessée au terme de huit mois, elle avoit une perte de sang considérable, la Sage-femme me dit que M.

Bellomont l'avoit ſaignée, & que depuis la ſaignée les douleurs étoient devenues plus fréquentes, & que le ſang couloit plus abondamment.

Je me mis en devoir d'examiner la malade qui étoit fort foible, je trouvai en la touchant que la matrice étoit plus qu'à moitié dilatée avec la préparation des eaux. M. Caniar que l'on avoit envoyé chercher avant moi, arriva, je lui fis le détail de l'état de la malade, comme étant mon ancien & fort bon Accoucheur, nous convînmes qu'il falloit opérer, que ſans cela la mere & l'enfant mourroient; après que la femme fut bien ſituée, je mis mes doigts par l'ouverture de la matrice pour porter ma main en dedans, & la gliſſer plutôt pour percer les eaux, je trouvai après les eaux percées que la tête ſe préſentoit en droite ligne; mon intention étoit d'aller chercher le pied, mais comme j'avois de l'aiſance, à cauſe des eaux, à gliſſer ma main le long du devant de la tête pour porter mes doigts dans la bouche de l'enfant ; ce que j'avois déja fait par le paſſé, je tirai l'enfant vivant en dehors de la matrice ; la perte de ſang diminua après l'accouchement, & tout-à-fait après que l'accouchée fut délivrée ; ces couches ſe paſſerent bien, mais la mere fut deux mois à ſe bien rétablir à cauſe de la perte qu'elle avoit eu par le détachement d'une portion du délivre en ſe bleſſant.

La même année l'on m'envoya chercher le huit du mois de Novembre, pour aller ſecourir la femme d'un garçon Marchand qui demeuroit proche le cul-de-ſac de l'Opera, la Sage-femme me dit en arrivant, que les eaux venoient de percer & que l'enfant préſentoit la main avec ſa tête ; une voiſine qui étoit dans la chambre, avoit envoyé chercher M. Amant, Accoucheur, j'attendis un moment M. Amant, étant mon ancien, mais comme les eaux s'écouloient & les douleurs extrêmement fréquentes; j'allois me mettre en devoir pour accoucher la femme, lorsque M. Amant arriva, qui toucha la malade, je lui voulus céder la place, il me dit que c'étoit à moi à opérer, & qu'il y avoit peut-être de l'ouvrage pour tous les deux, je fis d'abord rentrer la main de l'enfant dans la matrice pour y mettre la mienne, je la glissai pour la porter sur sa poitrine, le long de la face & la poussai le long du ventre, pour aller jusqu'au fond de la cavité de la matrice, où je trouvai les pieds tournés comme la face, je pris un pied par le talon pour tourner l'enfant en le tirant à moi; je le fis sortir en dehors de la matrice, l'autre suivit jusqu'au passage, que je fis sortir à l'ordinaire, les ayant joints pour tirer l'enfant, le dernier sorti étoit tourné du côté de la face de l'enfant, ce qui me fit croire qu'il y auroit de la difficulté de l'avoir autrement ; je fis en ſorte de vouloir le tourner avec mes deux mains, en le tirant juſqu'aux aiſelles, il ne me fut pas poſſible, je continuai à travailler en mettant mes doigts dans la bouche de l'enfant pour faire baiſſer le menton, afin de faire ſortir la tête ſans s'arrêter à la machoire inférieure, ce qui arrive ordinairement quand l'enfant eſt à terme, parce que la face eſt tournée autrement, ce qui empêche de faire ſortir la tête de ſuite, parce que la machoire inférieure s'arrête au paſſage par le menton, M. Amant me parût fort ſatisfait de m'avoir vu travailler & d'avoir conſervé la vie à l'enfant.

La même année l'on m'envoya chercher le troiſiéme du mois de Décembre, pour aller dans la rue des Boucheries chez un Garçon rotiſſeur de Madame Guerbois, pour accoucher sa femme ; la Sage-femme me dit que l'enfant venoit mal, qu'après les eaux percées une main de l'enfant se présentoit au passage ; j'examinai la femme en la touchant ; je trouvai la matrice assez dilatée pour y porter ma main, je la portai plus en avant, je trouvai la tête de l'enfant avec un pied derriere sa tête que je pris pour le tirer en dehors, & j'accouchai la femme de suite.

En 1721, l'on m'envoya chercher le 8 de Janvier pour aller secourir la femme d'un Charpentier du Couvent des Religieuses de Montmartre. En arrivant chez la malade, la Sage-femme me dit que l'enfant venoit contre nature, & que les eaux avoient percées depuis deux jours, & qu'après les eaux percées, l'enfant présentoit ses deux mains au passage, & que les douleurs les avoit fait sortir en dehors de la matrice, je dis à la Sage-femme d'où vient qu'elle ne m'avoit pas envoyé chercher plutôt, elle me dit qu'elle avoit envoyé chercher quatre Accoucheurs, les uns après les autres, & qu'ils avoient examiné la malade en la touchant, & qu'ils n'avoient pas voulu l'accoucher, en disant qu'il étoit impossible; elle me dit qu'elle avoit envoyé chez M. Caniar en même temps que chez moi, comme je me disposois à travailler, M. Caniar arriva, il examina la femme & gronda & traita fort mal la Sage-femme qu'il connoissoit, de ce qu'elle ne l'avoit pas envoyé chercher des premiers pour sauver la vie à la mere & à l'enfant; & qu'il étoit comme impossible de pouvoir accoucher la pauvre souffrante, parce que les eaux s'étoient toutes écoulées hors de la matrice, je dis à M. Caniar que j'avois eu envie d'opérer avant son arrivée, & qu'il falloit tâcher d'avoir l'enfant & que nous étions deux, il me dit de travailler le premier, je me mis en devoir, après avoir fait rentrer les deux mains dans la matrice, je glissai ma main en dedans & la portai sur la tête de l'enfant que je rangai sur le côté, puis je la glissai le long de l'épine du dos de l'enfant, ce qui ne se fit pas sans beaucoup de difficulté, je fus obligé de m'arrêter, parce que ma main se trouvoit fort serrée, à cause que la matrice étoit affaissée & qu'elle ne prétoit pas pour se dilater; un moment après je la fis agir pour la pousser plus avant peu à peu, à la fin je la poussai au fond de la cavité de la matrice où étoient les pieds, j'en pris un que je fis suivre en le tirant en dehors, l'autre eut de la peine à suivre, car j'avois tiré le pied que je tenois jusqu'au genoux, quand l'autre se présenta au passage, ayant mes deux pieds je tirai de toute ma force pour faire suivre le corps jusqu'à la tête, qui s'arrêta au passage, qui auroit pu ſe ſéparer ſi j'avois toujours continué de tirer le corps ; je me fis encore donner du beure pour graiſſer l'ouverture de la matrice, & tâcher d'introduire mes doigts juſqu'au menton afin de les mettre dans la bouche ; tout cela fit un peu dilater l'ouverture de la matrice, ce qui me facilita de faire ſuivre la tête. M. Caniar fut fort content de m'avoir vû travailler & de ma patience, il ſe chargea d'avoir ſoin de l'Accouchée, étant plus à portée que moi. Je ne laiſſai pas d'aller la voir deux fois ; quinze jours après, je rencontrai M. Caniar qui me pria de venir chez lui dîner, & me dit que la femme ſe portoit fort bien.

La même année, l'on m'envoya chercher le 12 du mois de Mars, de la part de M. Iſez Maître Chirurgien, pour aller ſecourir une femme chez une Sage-femme dans la rue Sainte Anne, qui demeuroit dans la maison de M. Varin, Maître Sellier du Roi, étant arrivé, la Sage-femme me dit que la malade étoit arrivée chez elle la veille étant en mal d'enfant, & que M. Isez l'avoit saignée, les eaux avoient percées il y avoit environ une heure, & que l'enfant se présentoit mal au passage; je touchai la malade, je trouvai que l'enfant présentoit le genouil, il y avoit assez d'ouverture à la matrice pour l'accoucher, j'attendis une douleur, à la fin de la douleur je portai ma main dans la cavité de la matrice, jusqu'au dessous du jarret, & avec mes doigts je fis obéir la jambe qui étoit pliée en dedans vers les cuisses de l'enfant, & je pris le pied, je le tirai en dehors & j'accouchai la Dame de suite. La mere & l'enfant se porterent bien.

La même année, l'on m'envoya chercher le 25 du même mois, pour aller délivrer une femme chez une Maîtresse

Maîtresse Sage-femme dans la rue Royale, étant arrivé, je trouvai que la malade avoit perdu beaucoup de sang, le délivre étant resté dans la matrice après la sortie de l'enfant, à demi détaché des embouchures des vaisseaux de la matrice, ce qui occasionnoit la perte de sang, je portai d'abord ma main dans la cavité de la matrice, tenant le cordon, & la poussai plus en avant pour prendre le délivre que je tirai en dehors tout entier, la perte de sang cessa après que la femme fut délivrée.

La même année, l'on m'envoya chercher pour aller secourir la femme d'un Tailleur dans la rue Montmartre, chez un Marchand Fayancier le 8 du mois d'Août, la Sage-femme me dit en arrivant, que j'étois venu trop tard; que la malade étoit à l'agonie, & qu'il y avoit un Prêtre de Saint Joseph qui étoit auprès d'elle, qui lui disoit les prieres des

Agonisans ; je voulus voir la malade & l'examiner, je la trouvai dans une létargie apoplectique, & la tête de l'enfant arrêtée au passage du couronnement ; je dis que la malade n'étoit pas à l'agonie, son poulx étoit fort plein, je demandai le tems que la malade étoit dans cet état, l'on me dit de la veille, après que les eaux furent percées, & l'on avoit envoyé chercher deux Accoucheurs qui avoient dit qu'il n'y avoit rien à faire ; que la malade étoit sans ressource, & que l'on ne pouvoit pas l'accoucher dans l'état où elle étoit ; je demandai à la Sage-femme si M. Caniar y étoit venu, elle me dit que non, & comme c'étoit dans la rue où il demeuroit, où étoit la malade, je l'envoyai chercher, étant arrivé, il examina la malade, & il fut d'accord qu'on pouvoit tenter d'accoucher la femme, je me mis en devoir d'opérer en sa présence ; après que la femme fut accouchée, je trouvai le délivre fort adhérant, à la fin il se détacha, après que le délivre fut sorti, il sortit une grande quantité de sang, & à mesure qu'il sortoit, la connoissance & la raison revenoient à la malade; M. Caniar jugea aussi bien que moi que tout le triste état où avoit été cette femme, n'avoit été occasionné que par une grande plénitude de sang, parce que la perte de sang diminua presque d'abord que les vaisseaux furent dégorgés, & l'Accouchée en fut bien dégagée, & s'est bien portée depuis; & je l'accouchai un an après d'un garçon sans aucun accident.

En 1723, l'on m'envoya chercher le 10 de Février, pour aller secourir la femme de chambre d'une Dame qui étoit logée à l'Hôtel de Malte, rue Traversine; la Sage-femme me dit, en arrivant, que les eaux étoient percées & que l'enfant préſentoit au paſſage les deux mains, après avoir touché la malade, je fis rentrer une main qui ſortoit, & portai la mienne dans la cavité de la matrice & la gliſſai le long de l'épine du dos de l'enfant, & de-là aux feſſes le long des cuiſſes pour la faire gliſſer dans le baſſin des os pubis & aller chercher un pied au fond de la cavité de la matrice ; ayant pris un pied, je le tirai en dehors de la matrice, l'autre pied ſuivit, j'accouchai la femme tout de ſuite, avec aſſez de facilité, à la faveur des eaux qui me faciliterent l'entrée de l'ouverture de la matrice, ce qui arrive quand les eaux ne ſont pas écoulées, parce que la matrice dans ce cas-là, n'eſt jamais affaiſſée étant remplie par les eaux.

En 1724 l'on m'envoya chercher le 7 du mois de Mai, de la part de M. Yſez, pour aller ſecourir une Dame chez une Sage-femme vis-à-vis les Ecuries du Roi dans la rue St. Honoré ; la Sage-femme me dit en arrivant, que la malade étoit dans les douleurs depuis quatre jours ; j'éxaminai en touchant la Dame, qui étoit un peu avancée en âge pour avoir des enfans, que l'orifice de la matrice n'étoit pas du tout ouverte, mais tout à fait raze, cependant elle avoit toujours des douleurs ; voyant que ces parties de la matrice ne prêtoient pas facilement, n'ayant pas eu d'enfans, j'ordonnai encore une saignée avec une décoction émolliente & huilleuse, avec la graine de lin, le bouillon blanc & la guimauve, & d'y mêler après l'avoir passée, une pinte de lait avec une livre d'huile & mettre de cette décoction dans une seringue à femme, la seringuer de tems en tems, & un quart d'heure après d'en mettre dans un bassin dans sa chaise percée, afin qu'elle parfumât les parties intérieures de cette décoction chaude & d'y tremper un linge en façon de compresse sur les lévres de la matrice, jusqu'à la fourchette, comptant par ce moyen que les parties se pouroient ramollir aussi bien que le col de la matrice qui étoit comme racorni ; pendant le tems que j'étois-là pour ordonner ce qui pouvoit convenir à la malade, M. Ysez arriva pour la saigner, & qui approuva fort ce que j'avois ordonné, je lui dis que la femme n'étoit pas encore dans les douleurs du travail, parce qu'il n'y avoit pas d'ouverture à la matrice, que ces douleurs préparoient l'ouvrage ; il me répondit qu'il y étoit venu un Accoucheur que la Sage-femme avoit envoyé chercher qui demeuroit dans la même rue de M. Peras, qu'il l'avoit voulu accoucher ; je connoissois ce nouvel Accoucheur, je dis qu'il falloit l'envoyer chercher & queje m'y trouverois avec M. Caniar, ancien Accoucheur ; nous nous y trouvâmes tous trois ſur les ſix heures après midi avec M. Yſez, il fut décidé que la Dame n'étoit pas encore dans les douleurs du travail pour accoucher, parce que la matrice n'avoit aucune dilactation & qu'il falloit continuer de faire uſage de la décoction, & que nous reviendrions le lendemain à neuf heures du matin. M. Yſez me dit que je pouvois la voir plus ſouvent à cauſe que je demeurois dans le quartier ; je fus voir la malade avec M. Yſez vers les dix heures du ſoir, les douleurs qu'elle avoit eu depuis que nous étions ſortis étoient un peu plus fréquentes & un peu plus fortes, & la matrice en diſpoſition de s'entr'ouvrir ; le lendemain nous fumes à l'heure tous les trois Accoucheurs, nous trouvâmes un peu d'ouverture à la matrice, les bords de l'ouverture étoient un peu durs, ce qui nous fit juger que la matrice ne prêteroit pas facilement à se dilater, je dis à ces Messieurs, en continuant la décoction, si l'on pouvoit mettre la malade dans un demi bain de tems en tems afin d'humecter, de ramolir & de relâcher les parties de la matrice, ce qui fut fait, nous donnâmes l'heure de nous rassembler à cinq heures l'après midi ; je vins voir la malade deux fois avec M. Ysez dans cette intervalle, & la derniere fois vers les deux heures, la Dame étoit dans son demi bain, il y avoit une demie heure, où les douleurs lui prenoient plus fortes & plus fréquentes dans le bain ; je la touchai en présence de M. Ysez, je trouvai les membranes des eaux presque au couronnement, & touchai la tête de l'enfant qui suivoit les eaux, je jugeai à propos de faire sortir la malade du bain pour la mettre dans son lit, voyant la préparation de l'accouchement dans cet état, je dis à M. Ysez de se trouver avec ces Messieurs

ſieurs qui devoient venir à l'heure marquée, les eaux avoient percées, & la tête de l'enfant étoit au paſſage des os pubis, il y avoit environ une demie heure, & je dis à ces Meſſieurs que les eaux qui étoient ſorties étoient puantes & qu'on le ſentoit dans celles qui couloient en ſortant de la matrice, ce qui me faiſoit juger que l'enfant étoit mort, ayant reſté tous quatre près d'une heure, nous nous apperçumes que les grandes douleurs ſe ralentiſſoient & que la tête de l'enfant étoit toujours dans ſa même ſituation comme enclavée, nous décidâmes que l'enfant, étoit mort par l'odeur des eaux qui étoient d'une couleur corrompue, & l'on prit le parti d'accoucher la Dame, ces Meſſieurs me dirent d'opérer, après que j'eus tiré l'enfant, la peau de tout ſon corps étoit noire, corrompue & puante; la femme étant accouchée, la voulant délivrer, le cordon umbilical me reſta dans les mains, quoique le délivre fut détaché de la matrice, je fus dabord à l'opération en mettant ma main dans la cavité de la matrice pour délivrer la femme, il étoit aussi corrompu que le corps de l'enfant; l'accouchée au bout de quelques jours se portant bien de ses couches, nous avoua à M. Ysez & à moi, qu'elle étoit tombée deux fois en différens tems pendant le tems de sa grossesse, la premiere chute fut vers le terme de six mois de sa grossesse, & la seconde un mois après; l'on peut juger par-là que l'enfant avoit langui jusqu'à sa mort.

La même année, l'on m'envoya chercher le 14 du mois d'Août pour aller secourir la femme d'un Aveugle des Quinze-vingt; la Sage-femme me dit que les eaux étoient percées & que l'enfant se présentoit mal au passage, je touchai la malade, je trouvai que l'enfant se présentoit par la hanche avec une fesse, la matrice étoit assez dilatée pour porter ma main sur la fesse de l'enfant & la glisser sous le jarret, pour aller chercher le pied que je pris & que je tirai en dehors de la matrice, & accouchai la femme à l'ordinaire, étant la meilleur pratique.

En 1725, le 12 du mois d'Avril, l'on m'envoya chercher pour aller secourir une Dame vis-à-vis l'Eglise des Quinze-Vingt, en arrivant, Madame sa Sœur me dit que la Sage-femme l'avoit mise trop tôt en travail, & qu'elle avoit envoyé chercher M. Pujos son Accoucheur; je trouvai la malade dans une létargie apoplectique & une main de l'enfant en dehors de la matrice, je dis à Madame sa Sœur que la Sage-femme ne l'avoit pas mise trop tôt en travail comme elle le pensoit, les eaux s'étoient presque toutes écoulées depuis le tems qu'elles avoient percées, je fis ſaigner la malade, pendant ce tems-là M. Pujos arriva, qui me dit d'opérer, qu'il falloit accoucher la Dame, je lui répondis que c'étoit à lui à travailler, comme étant mandé le premier, & qu'il étoit l'Accoucheur de Madame ſa Sœur, mais il ne pût jamais porter ſa main dans la cavité de la matrice pour aller chercher les pieds, à cauſe que la matrice étoit affaiſſée, il l'accoucha par une autre méthode dont il fut contraint d'opérer, après l'accouchement, la Dame revint de ſon aſſoupiſſement, & M. Pujos me pria de la voir & d'en avoir ſoin, comme je demeurois dans le quartier, c'étoit la femme d'un Marchand Commerçant qui étoit aux Indes du Perou; ſes couches ſe paſſérent bien ſans beaucoup d'accidens; M. Pujos vint la voir une fois, il trouva que l'Accouchée alloit de mieux en mieux, elle ſe porta bien par la ſuite.

En 1726 l'on me manda pour aller ſecourir la femme d'un aveugle des Quinze-Vingt le 9 du mois d'Octobre, la Sage-femme me dit que les eaux avoient percées, & qu'une main de l'enfant avec le cordon umbilical ſe préſentoit au paſſage ; j'examinai la femme, je trouvai le cordon umbilical qui ſortoit en dehors de la matrice & la main au paſſage, je me mis en devoir d'opérer, après avoir fait rentrer le cordon & la main, j'introduiſis la mienne dans la matrice le long de la tête de l'enfant en l'arrangeant un peu de côté pour la gliſſer plus avant ſur l'épine du dos de l'enfant & la portai le long des feſſes pour entrer dans le trou du baſſin des os pubis & la porter au fond de la cavité de la matrice, où je pris un pied de l'enfant que j'attirai en dehors, l'autre ſuivit, & j'accouchai la femme tout de ſuite d'un garçon en vie.

En 1727, le 4 de Janvier, la Niéce

de Madame Preſeaux, Sage-femme, m'envoya chercher pour aller chez un Marchand Chandelier, elle me dit que le travail s'étoit bien paſſé à la femme, qu'après les eaux percées l'enfant préſentoit ſes feſſes au paſſage; l'enfant rendoit le méconéum par le fondement, je touchai la malade, je trouvai que l'enfant ſe préſentoit au paſſage par le gros de ſes deux feſſes en droite ligne, & dans la douleur du travail que la femme avoit, les feſſes paroiſſoient en dehors juſqu'aux cuiſſes, comme ces parties étoient fort comprimées au paſſage dans le tems de la douleur, cela occaſionnoit, par la compreſſion de l'inteſtin, la ſortie du méconéum, ce qui faiſoit juger à la Sage-femme que l'enfant étoit mort, j'attendis, comme l'enfant étoit plié, que les cuiſſes fuſſent plus ſorties en dehors du paſſage, ce qui ſe fit par les douleurs du travail, à la fin de la douleur j'introduiſis mes deux doigts au deſſous du jarret de l'enfant & fis ſortir la jambe en dehors, je pris le pied en tirant, l'autre jambe ſortit, & j'accouchai la femme de ſuite d'un garçon plein de vie.

En 1728, le 22 de Juillet, l'on me manda de la part de M. Boulan, pour aller délivrer la femme d'un Jardinier des Peres du Couvent de Sainte Géneviéve de Nanterre, en arrivant chez la malade, il y avoit un Religieux qui venoit de lui adminiſtrer les Sacremens, qui me dit que la malade étoit comme agoniſante, n'ayant plus de connoiſſance, & qu'il croyoit qu'il n'y avoit plus rien à eſpérer. La Sage-femme me dit en entrant dans la chambre, qu'elle avoit accouché la femme fort heureuſement d'une fille il y avoit deux jours, qu'elle me montra, mais que l'Accouchée étoit fort difficile à délivrer, ce qu'elle n'avoit pû faire ; j'examinai la malade en lui portant la main sur le ventre, je trouvai qu'il y avoit encore un enfant dans la matrice, ce qui avoit empêché que la Sage-femme eût pû délivrer son Accouchée, je pris le cordon umbilical d'une main, qui me servoit de guide pour insinuer mes doigts dans l'ouverture de la matrice ; je fis entrer avec un peu de peine ma main dans la cavité de la matrice, où je trouvai des membranes des eaux que je perçai, à la sortie des eaux il se présenta un pied de l'enfant, que je pris pour le faire sortir, je tirai le pied pour faire suivre l'autre à l'ordinaire, mais je fus fort surpris de voir sortir une grosse patte de grenouille à la place de l'autre pied qui étoit articulé comme le pied à la jambe, je pris la patte de grenouille & la joignis à l'autre pied pour tirer l'enfant qui me suivit fort facilement, parce qu'il n'avoit pas de bras, & sa tête étoit une tête de grenouille, ce monstre mourut presque aussi-tôt qu'il fut au monde.

Après avoir accouché la femme je pris les deux cordons umbilicaux pour la délivrer,& travailler sur l'un & sur l'autre,afin que le délivre suive l'un après l'autre, quand il y en a deux, mais il n'y en avoit qu'un, la femme s'est bien portée depuis & a eu d'autres enfans.

Je voulus emporter avec moi cet enfant monstrueux, son pere ne voulut pas, quoique M. Boulan lui parlât. M. Boulan me dit qu'il avoit questionné cette femme depuis, & qu'elle lui avoit dit qu'en lavant sa lessive dans l'étang, & tirant un drap de l'eau, elle vit une grosse grenouille qui étoit avec le drap & qu'elle venoit à elle, ce qui lui fit beaucoup de peur, & qu'elle croyoit être grosse dans ce tems-là de fort peu de tems.

En 1728, le 6 de Septembre, l'on me manda de la part de feue Madame la Duchesse de Ventadour pour venir à

Verſailles pour Madame Varauchant, nourrice de Madame premiere, étant arrivé à l'Hôtel de la Feuillade où elle demeuroit, l'on me dit que la malade ne pouvoit pas accoucher, que les eaux avoient percées, & que l'enfant ſe préſentoit mal au paſſage, Madame Varauchant étoit fort agitée avec un pouls fort élevé & plein, j'envoyai chercher M. Charpentier, ſon Chirurgien, pour la ſaigner, après la ſaignée faite, j'examinai la malade, je trouvai que l'enfant ſe préſentoit par la hanche avec la cuiſſe de côté au paſſage, il ne me fut pas difficile d'introduire ma main dans l'ouverture de la matrice, parce qu'il y avoit un écoulement d'eau qui étoit contenu dans la cavité de la matrice, ayant porté ma main le long de la cuiſſe de l'enfant, je la gliſſai au deſſous du jarret pour faire ſortir la jambe en dehors de la cavité de la matrice, je pris le pied, l'autre pied ſortit ſur le champ avec beaucoup d'eau qui couloit en abondance, ayant les deux pieds, l'enfant me ſuivit en le tirant en dehors ſans s'arrêter aux aiſſelles ni à la tête, parce que les eaux qui étoient contenues dans la cavité des membranes des eaux, faiſoit un gros volume qui occaſionnoit un gonflement dans toute la cavité de la matrice, ce qui faiſoit ſa grande dilatation.

Il y a certaines femmes qui ſont ſujettes à avoir beaucoup d'eau pendant le tems de leur groſſeſſe, car l'on voit aſſez ſouvent que vers la fin de leur terme, les eaux perçent quelquefois trois ſemaines avant que d'accoucher, ou elles s'écoulent pendant tout ce tems-là aux unes plus, & à d'autres moins, ce que j'ai vu arriver à certaines femmes que j'ai accouchées, comme à la Princeſſe de Guemené, les eaux perçerent ſans douleurs avant d'accoucher, qui coulerent pendant tout ce tems-là.

De ceux qui pratiquent l'art des accouchemens, il y en a qui prétendent que ce font de fauſſes eaux, & d'autres des hydropiſies de matrice. Les Sages-femmes ont toutes cette opinion, ſi cela étoit vrai, l'on verroit ces femmes avoir pendant leurs couches quelque écoulement d'eau qui ſortiroit à la place des vuidanges, mais c'eſt ce qui n'arrive pas, car après que la femme eſt accouchée & délivrée, il ne s'écoule de la matrice que du ſang & des vuidanges, comme du lait dans la ſuite de leurs couches.

En 1729, l'on me vint chercher le troiſiéme du mois de Mars, pour aller ſecourir la Cuiſiniere d'une Dame qui demeuroit dans la maiſon de M. Yſez, qui ne pouvoit pas accoucher, la Sage-femme me dit qu'après les eaux percées, l'enfant préſentoit le genouil avec la cuiſſe au paſſage; j'examinai la malade en mettant ma main par l'ouverture de la matrice pour la faire glisser sous le jarret avec mes doigts, je fis sortir la jambe de l'enfant en dehors, & donnai le pied à la Sage-femme pour qu'elle accouchât la femme en ma présence, ce qu'elle n'avoit pas encore fait, n'y ayant que trois ans qu'elle étoit maîtresse Sage-femme.

En 1730, le 15 du mois d'Avril, l'on m'envoya chercher pour la femme d'un Maître Maçon, dans la rue des Gravilliers proche Saint Nicolas des Champs; étant arrivé, la Sage-femme me dit que l'enfant se présentoit mal, & qu'il y avoit trois jours que la femme étoit en travail, & que les eaux avoient percées la veille à trois heures après-midi; j'examinai la femme, je trouvai une disposition à une perte, avec le reste des eaux qui s'écouloit, je fis saigner la femme, pendant ce temslà arriva M. Amant, que l'on avoit envoyé chercher, comme étant de la même Paroiſſe ; après que la ſaignée fut faite, M. Amant examina la femme & trouva, comme moi, l'enfant préſentant le genouil & la main. M. Amant me dit que c'étoit à moi à opérer, comme étant arrivé le premier, j'accouchai la femme ſelon l'art comme à mon ordinaire.

En la même année, le 8 du mois de Mai, l'on m'envoya chercher de la part de M. Chirac, pour aller ſecourir la femme de ſon Barbier, dans la rue Saint Honoré proche le Palais Royal ; la Sage-femme me dit qu'il y avoit quatre jours que la femme avoit eu des douleurs pour accoucher, & que les eaux avoient percées le ſoir du quatriéme jour, l'enfant préſentoit un pied avec une autre partie qu'elle ne pouvoit pas diſtinguer, je touchai la femme pour être inſtruit de la vérité, je trouvai que l'enfant préſentoit un pied au paſſage & une main plus haut, je m'imaginai qu'il y avoit deux enfans par le touché, je me mis en devoir d'accoucher la femme, je tirai le pied en dehors, mais j'eus beaucoup de peine à faire ſuivre le corps du premier enfant, à cauſe de l'obſtacle cauſé par la main & le corps de l'autre enfant qui étoit dans la matrice, mais à force de tirer le pied pour faire ſortir le premier enfant, le reſte du corps ſuivit, & j'accouchai la femme deſuite de ce premier enfant; je portai ma main dans la cavité de la matriche, après la ſortie de ce premier enfant; j'entrai aſſez aiſément par ſa grande dilatation pour aller chercher le pied de l'autre enfant, ce qui me fut aſſez aiſé à cauſe de la grande dilatation de la matrice dont ils étoient tous deux enveloppés dans la même membrane des eaux.

Je fis mon ſecond accouchement en prenant le pied à l'ordinaire; les deux enfans se portant bien, il n'y avoit qu'un délivre ou placenta à eux deux, comme il arrive assez souvent. La suite des couches de la femme se passa fort bien & sans aucun accident.

En 1731, le 12 de Mars, l'on m'envoya chercher dans la rue Chapon, près les Carmélites, pour la femme du marchand de bierre, en arrivant, la Sage-femme me dit que les eaux avoient percées dans le temps des douleurs que la malade avoit eues il y avoit quatre jours, j'examinai la femme, je trouvai une main de l'enfant qui étoit sortie en dehors de la matrice, avec le cordon umbilical, la femme ayant vuidé toutes ses eaux pendant les douleurs qu'elle avoit eu depuis les eaux percées; je trouvai comme impossible de pouvoir accoucher la femme à cause de la grande difficulté de pouvoir introduire ma main dans la matrice qui étoit tout-à-fait affaissée, & par conséquent

séquent l'enfant fort comprimé dans la cavité de la matrice, la malade n'ayant plus aucune douleur depuis environ deux heures; je dis à la Sage-femme pourquoi elle avoit été si long-tems à demander du secours, elle me répondit que d'abord que les eaux avoient été percées, & s'étant apperçus en touchant la malade, que l'enfant se présentoit contre nature, elle l'avoit dit au mari & à la mere de la malade, afin d'avoir un Chirurgien Accoucheur, la mere lui dit qu'elle n'en vouloit pas; pendant tout ce tems-là, je cherchois des moyens pour tâcher d'accoucher la malade qui étoit sans ressource, si on la laissoit sans l'accoucher, à force de penser comment je pourrois faire pour pouvoir délivrer cette pauvre malade, qui étoit d'un tempéramment fort bon & bien conditionné, ne craignant pas de mourir. J'imaginai de faire entrer de l'eau dans la cavité de la matrice, comme j'avois fait autrefois en en faisent entrer dans un cas différent dans la vessie par le canal de l'urette, ce qui me réussit, car après avoir fait bouillir de la graine de lin, & de la fleur de bouillon blanc dans environ deux pintes d'eau, dans laquelle décoction j'ajoutai une demie livre d'huile d'olive, & après avoir bien située la malade, je lui fis entrer par l'ouverture de la matrice, par le moyen de la seringue, environ une pinte de la décoction émoliante dans la cavité de la matrice, je laissai un moment la malade dans cette situation, il ne s'écoula aucunement de ladite décoction de la cavité de la matrice, je jugeai à propos d'en faire entrer encore autant un moment après. L'effet de ce remede me réussit parfaitement, car la matrice se trouvant pleine, les douleurs reprirent à la femme, & en même tems je la fis changer de ſituation convenable pour l'accoucher d'un garçon vivant qui ſe portoit bien, & la ſuite des couches ſe paſſerent de même.

Il ſeroit inutile de continuer dans la ſuite de mon diſcours, les accouchemens contre nature que je peux avoir fait à peu près dans le même genre dans bien des endroits où j'ai été demandé, c'eſt ce qui m'engage à parler de ceux qui ſe font avant le terme de la groſſeſſe.

Il n'y a point de maiſon où il ſe faſſe plus d'accouchemens qu'à l'Hôpital de l'Hôtel-Dieu de Paris, & ſur le grand nombre des pauvres femmes qu'il y vient pour y accoucher, il y en a un grand nombre qui accouchent avant terme, & principalement de celles qui ſont obligées de travailler à des travaux pénibles qui ſe font dans Paris pour gagner leur vie.

Je fus mandé le vingt-cinq d'Avril mil ſept cent vingt-huit, pour aller accoucher la femme d'un Commerçant qui demeuroit dans la rue Neuve des Petits Champs, son mari qui se nommoit Laurent, me dit qu'il croyoit que sa femme s'étoit blessée, je trouvai la femme fort affligée en me disant qu'elle croyoit accoucher, n'étant pas à terme; après l'avoir touchée, je trouvai que les eaux étoient fort près du couronnement & les parties en bonnes disposition pour accoucher que les douleurs avoient préparées, & deux heures après elle accoucha fort heureusement d'un garçon qui avoit tout au plus sept mois, la mere me demanda si je croyois que son enfant pourroit vivre, je répondis que, pour espérer qu'il vécut, il falloit qu'elle lui donnât à têter, que sans cela il seroit en grand danger de mourir, elle me dit qu'elle le nourriroit, je la fus voir le lendemain, je la trouvai qui donnoit à têter à son enfant, ce qui la rendoit fort joyeuse, espérant que son enfant vivroit ; au bout de deux mois son enfant étoit en bon état, & la mere a achevé de le nourrir.

Il y avoit environ vingt-huit années que je pratiquois l'art des accouchemens, lorsque notre bonne & grande Reine accoucha à Versailles de deux Princesses au terme d'environ huit mois, ces deux Grandes Dames ne paroissoient pas plus formées par leur délicatesse & leur complection, que des enfans qui viennent au monde au terme de sept mois, ce qui faisoit croire à toute la Cour que ces Princesses ne pourroient pas vivre.

Madame la Duchesse de Ventadour, qui avoit beaucoup de confiance en moi, me demanda si j'avois accouché des femmes avant terme, dont les enfans fussent si foibles & si peu formés, j'eus l'honneur de répondre à Madame la Duchesse, que j'en avois accouché plusieurs, tant à l'Hôtel-Dieu que dans Paris, & qu'il y en avoit beaucoup qui avoient vêcu, mais qu'il falloit que Madame la Duchesse fit faire, pour que Mesdames fussent nourries, que les nourrices qui donneroient à têter à Mesdames, gardâssent leurs enfans pour les faire têter avant que de donner à têter aux Princesses; ce que j'avois fait faire & pratiquer pour les enfans qui venoient au monde avant terme; Madame la Duchesse fut fort satisfaite de ma maniere de penser, & sur le champ elle envoya chercher M. Maréchal, Premier Chirurgien du Roi, & M. Peyras qui avoit accouché la Reine; le premier Chirurgien dit à Madame la Duchesse que c'étoit ce qui lui paroissoit qu'il y eut à faire de plus convenable pour faciliter à Mesdames de pouvoir têter plus facilement.

Mesdames prirent le têton, ce que l'on avoit de la peine à croire, & elles furent nourries pendant environ un mois d'un lait que l'on peut appeller le petit lait des Nourrices, & l'ont fut d'avis au bout du tems, que Mesdames eurent neuf mois, étant en fort bon état, d'ôter les enfans des nourrices, & Mesdames furent nourries de leurs nourrices après, d'un lait qui avoit bien plus de consistances.

Les causes internes qui arrivent aux femmes qui accouchent avant terme, peuvent être occasionnées par la disposition des parties de la matrice, comme les membranes qui la composent qui peuvent être fort minces & déliées, ce qui occasionne que le volume de l'enfant & des autres parties ne peuvent être contenues long-tems dans la cavité de la matrice, à cause que les membranes de la matrice se relâchent facilement, ce qui occaſionne ſouvent que l'enfant ne peut pas y être contenu, ce qui fait que la femme accouche avant terme. Il arrive quelquefois aux femmes des maladies, & les remedes que l'on eſt obligé de faire pour leur guériſon, font que ces femmes accouchent avant le terme; l'on nomme ordinairement ces ſortes d'accouchemens avortement; j'ai été mandé très-ſouvent pour venir chez des femmes qui avoient ſenti des douleurs pour accoucher, où l'enfant ſortoit de la matrice ſans aucun accident, les couches ſe paſſoient de même.

Il n'en eſt pas de même aux femmes qui accouchent par des cauſes externes qui, ſouvent ſont bleſſées ſi conſidérablement, qu'elles ont une ſi grande perte de ſang, que ſi l'on ne les accouchoit pas, la mere ſeroit en grand danger de perdre la vie, parce que le placenta ſe trouve détaché en partie de ſes attaches de

la

la matrice, ce qui occasionne ces pertes de sang si considérable, qui obligent de toute nécessité d'accoucher les femmes dans ces sortes d'occasions.

Pour faire un tel accouchement, il faut commencer à introduire un doigt à la petite ouverture du col de la matrice, ensuite un autre, afin de pouvoir l'agrandir & la dilater pour pouvoir insinuer les autres, & faire entrer la main, s'il le faut, dans la cavité de la matrice, pour aller chercher un pied de l'enfant, que l'on trouve presque tout auprès de l'entrée de la cavité de la matrice, à cause de la situation de l'enfant qui est plié, & ses deux mains sur ses genoux, où sa tête est baissée sur ses mains du côté de la face, ayant les pieds qui se présentent les premiers, l'Opérateur fera son accouchement de suite; l'accouchement fait & la femme délivrée , la perte de ſang ceſſe bien-tôt après.

L'enfant eſt renfermé dans la matrice pendant tout le tems de la groſſeſſe, dans la ſituation où je viens de dire , & il ne fait aucun mouvement pour ſe tourner , pour changer de ſituation , pour faire la culbute , que vers les derniers tems du terme de la groſſeſſe, il eſt vrai qu'il arrive quelquefois que l'enfant ſe tourne vers le ſeptiéme ou le huitiéme mois de la groſſeſſe, mais ordinairement il ne tourne en faiſant la culbute que pour porter ſa tête vers l'orifice de la matrice qui eſt la partie inférieure où il commence à ſe gliſſer vers les lieux de ſa ſortie.

Il faut pour entreprendre de faire ces ſortes d'accouchemens, que la femme ſoit à demi terme de ſa groſſeſſe ou environ , parce qu'il ſeroit inutile d'entreprendre d'accoucher la femme de la maniere dont je viens de dire, si elle n'étoit grosse que d'un mois ou deux jusqu'au troisiéme, parce qu'il seroit comme impossible de pouvoir introduire les doigts ni la main dans la cavité de la matrice, à cause du peu de volume où elle est dans ce tems-là de grossesse, ce qui fait aussi que l'enfant sort ordinairement en dehors de la matrice par les douleurs que la femme a sans le secours de l'Accoucheur.

En 1720, le 10 du mois d'Août, l'on m'envoya chercher pour aller dans la rue Ste Anne, au coin des quatre cheminées, vis-à-vis l'Hôtel de Malte, pour aller secourir une jeune Dame qui s'étoit blessée; j'y trouvai en arrivant la Niece de Madame Présau, Sage-Femme, qui me dit que ladite Dame perdoit tout son sang, & n'étoit grosse que d'environ six semaines, la jeune Dame, avoit de tems en tems des foiblesses occasionnées par la perte de sang, je la touchai avec mes doigts pour examiner la partie du col de la matrice ; je trouvai au paſſage de l'orifice de la matrice la membrane des eaux fort pleine & tendue, je les perçai, & tout le volume où étoit renfermé l'enfant, par ce moyen, ſortit par une plus forte douleur qu'elle eût, le délivre ſuivit facilement pour ſa ſortie, la perte de ſang ceſſa un moment après, & la femme s'eſt bien portée depuis cette couche avant terme.

Monſieur Laudumier m'envoya chercher pour voir ſa femme qui s'étoit bléſſée le 6 du mois de Mars de l'année 1721, elle étoit groſſe d'environ trois mois. M. Laudumier avoit ſaigné ſa femme à cauſe de la perte de ſang qu'elle avoit ; il me dit qu'elle avoit eu une grande peur en revenant du Palais, étant dans un Caroſſe qui avoit penſé ſe renverſer dans la rue du Pont Netre-Dame ; la perte de ſang devint plus conſidérable, à cauſe du détachement d'une partie du délivre de l'enfant, ce qui la fit accoucher quatre jours après avec un peu d'aide ; le délivre reſta dans la cavité de la matrice, je voulus tâcher de l'avoir en tirant le cordon umbilical qui étoit fort mince, il ſe caſſa ; je dis qu'il falloit le laiſſer ſortir de lui-même, qu'il étoit inutile de vouloir la délivrer, parce qu'il n'y avoit pas aſſez de cavité dans la matrice pour y porter ma main, ce qui inquiéta l'Oncle Laudumier & le Mari avec des voiſines qui étoient chez lui ; je tâchai de les tranquiliſer avec une portion convenable que je fis prendre à Madame Laudumier pour faciliter la ſortie du délivre, en les aſſurant qu'il ſortiroit ſeul, ce qui arriva le troiſiéme jour de ſa couche. Madame Laudumier ſe porta bien pendant cette couche avant terme.

En 1722, le 12 du mois de Mai, je fus demandé pour aller ſecourir la femme d'un Officier de feue Son Alteſſe Royale Madame la Ducheſſe de Berry, qui demeuroit à la Place du Palais Royal; je trouvai chez la malade Madame Préſau qui me dit que la malade s'étoit bleſſée, qu'elle étoit groſſe de cinq mois, & qu'elle perdoit beaucoup de ſang, ſans avoir aucune douleur pour accoucher; je touchai la malade, je trouvai l'orifice interne de la matrice comme fermé à ne pouvoir pas introduire mon doigt, je dis à Madame Preſau qu'il n'étoit pas poſſible, dans l'état préſent, de pouvoir travailler pour accoucher la malade, & qu'il falloit attendre les douleurs du travail, & que la malade ne tarderoit pas à en avoir, parce que le col de la matrice étoit fort molet, cequi faisoit une disposition au travail ; je fis saigner la malade pour diminuer le volume du sang qu'elle perdoit ; après la saignée, les douleurs se déclarerent ; pendant tout ce tems-là le mari avoit envoyé chercher M. Pujos, à ce que me dit Madame Présau, qui vouloit s'en aller ; je lui dis de rester, & que la femme accoucheroit, parce qu'elle avoit des douleurs, que pour moi j'allois m'en aller, parce que j'avois affaire, que je reviendrois sur les trois heures après midi. M. Pujos m'envoya chercher, & me dit que la Sage-femme s'étoit en allée, & la malade accoucha vers les trois heures du soir, avec un peu de secours. M. Pujos me dit d'avoir soin de l'Accouchée, qui fut près de deux mois à se bien rétablir.

En 1724, l'on m'envoya chercher le 15 du mois de Novembre, de la part de feue Madame la Duchesse de Ventadour, pour aller à

Versailles. Madame Infante avoit amené une Dame qui avoit été auprès d'elle dès sa plus tendre enfance ; cette Dame s'appelloit Sicardo : l'Infante voulut qu'elle fut toujours auprès d'elle ; Madame Sicardo se blessa étant grosse d'environ quatre mois, elle eut une perte de sang pendant douze jours, à la fin de la perte, les membranes des eaux percerent sans douleur, qui s'écoulerent environ quatre à cinq jours, au bout de ce terme-là, Madame Sicardo étant au couché de Madame l'Infante, elle sentit des douleurs. M. Lafosse, premier Chirurgien, qui étoit au couché, suivit Madame Sicardo dans son appartement, elle se mit dans son lit, où elle accoucha à la premiere douleur, d'un enfant mort, le cordon du délivre se cassa après la sortie de l'enfant ; M. Lafosse fut pour délivrer la mere, mais ne trouvant point de cordon umbilical en dehors de la partie pour délivrer Madame Sicardo ; il jugea à-propos que l'on m'envoya chercher où j'étois à Versailles, étant arrivé, j'introduisis mes doigts dans l'ouverture de la matrice, je ne trouvai point le bout du cordon umbilical, parce qu'il étoit rentré dans la matrice, dans la contraction de cette partie ; je ne fis aucun mouvement pour entrer dans la matrice pour avoir le délivre, à cause qu'elle n'a pas assez de cavité dans ces termes de grossesses, & que l'on risqueroit, si l'on vouloit délivrer la femme, de blesser la matrice ; l'on murmura beaucoup à la Cour de ce que je n'avois pas pû délivrer Madame Sicardo, & qu'elle en mourroit : M. Boudin, pour lors Médecin ordinaire du Roi, & premier Médecin de l'Infante, m'amena chez feue Madame de Ventadour, où il fallut que j'assurasse par un écrit, qu'il n'y avoit rien à craindre ; Madame la

Ducheſſe envoya mon expoſé à M. Clément, ce grand Praticien dans l'Art des Accouchemens, qui fit ſa réponſe par le même meſſage, que je m'étois fort bien conduit de n'avoir pas voulu délivrer Madame Sicardo, & qu'il aſſuroit, comme moi, Madame la Ducheſſe, que le délivre ſortiroit comme à toutes les femmes qui ſe ſont trouvées dans le même cas où le délivre eſt toujours ſorti, avec un antidote ſpécifique pour aider la nature, comme celui que Madame Sicardo prenoit, & par cet uſage-là Madame Sicardo rendit ſon délivre le cinquiéme jour, & s'eſt bien portée depuis, & devint groſſe ſix mois après.

Les fauſſes générations ou groſſeſſes engendrent les faux germes & les molles & autre corps qui ſe forment dans la matrice, qu'on peut appeller fauſſe génération, ce qui fait que les faux germes ſortent de la matrice ordinairement vers les six semaines ou deux mois, & quelquefois jusqu'à trois mois; car il est rare que les faux germes puissent être contenus plus long-tems dans la matrice. Quand la matrice veut se décharger de ces faux germes, le tems étant arrivé pour que la femme le rejette hors de la matrice, elles ont de petites douleurs avec la perte de sang, ce qui occasionne, quand la perte de sang se trouve considérable, que la femme a des foiblesses avant que le faux germe soit sorti de la matrice, & on est obligé quelquefois de le tirer avant que la perte de sang cesse, quand il se présente au passage.

Il y a deux sortes de fausses couches qui sont faux germes & la molle, tout ce que la femme rend par la matrice, ayant eu des retenues de ses ordinaires, est une fausse grossesse, les femmes qui aiment la plaisanterie, disent que leur voisine est accouchée d'un chiffon,au lieu d'un enfant.

Ces ſortes de fauſſes groſſeſſes,dans le tems preſcrit pour la ſortie, ne laiſſent pas que d'occaſionner un commencement de perte de ſang, avec de petites douleurs qui leur prennent de tems en tems, qui continuent ſouvent, juſqu'à ce que le faux germe ou autre choſe, comme molle, ſoit ſorti de la matrice, c'eſt ce qu'on peut appeller fauſſe couche, parce que ce qui a été conçu chez la mere, ſe trouve une fauſſe génération.

La Niece de Madame Préſau m'envoya chercher en 1729, le 5 du mois de Mars, pour la femme d'un Marchand de Vin, à côté de l'Egliſe des Quinze-Vingts; cette femme étoit groſſe d'environ trois mois, elle étoit tombée dans l'Egliſe des Quinze-Vingts où elle entendoit la Meſſe, elle ſe bleſſa dans cette chute, elle s'apperçut qu'il lui couloit du ſang le long de ſes cuiſſes, le cordon umbilical étoit sorti de la matrice; la Niece de Madame Présau l'avoit fait saigner, & me dit qu'elle avoit fait de son mieux pour tâcher de faire rentrer le cordon umbilical, je lui dis que quand même on le pourroit faire, qu'il ressortiroit, parce que la femme accoucheroit avant terme, ce qui arriva au bout de quinze jours, la femme accoucha d'un enfant mort sans aucun accident, parce que la perte de sang qu'elle avoit eu n'étoit pas fort considérable.

Un second cas que je n'avois pas encore vû pendant tout le tems que j'ai pratiqué l'art des accouchemens. Madame la Comtesse de Taleyran, Dame du Palais de la Reine, étant grosse, vers la fin de son terme, demanda à Madame la Princesse de Montauban, que j'avois accouchée, si j'étois à Versailles, la Princesse lui dit qu'on pourroit le sçavoir chez Madame la Duchesse de Ventadour ; la Comtesse fut dîner chez Madame la Duchesse, & la pria de m'envoyer chez elle ; Madame la Duchesse me dit en arrivant d'aller chez Madame de Taleyran, qui me dit qu'elle craignoit de ne pouvoir pas avoir M. Peras qui étoit son accoucheur, parce qu'elle accouchoit assez promptement, & qu'elle avoit de la confiance en moi, je répondis que j'aurois l'honneur de la serv r, & que si M. Peras arrivoit pendant le tems qu'elle seroit en travail, je lui céderois la place ; la Comtesse me remercia, & l'on m'envoya chercher la même nuit, après avoir envoyé chez M. Peras, pour aller chez la Comtesse, que la Garde avoit assuré qu'elle n'accoucheroit pas si-tôt ; étant arrivé, Monsieur..... le frere de Madame la Comtesse vint au-devant de moi pour me faire entrer dans l'appartement où étoit Madame ; la Garde me dit que la tête de l'enfant, dans la douleur, étoit sortie en dehors, je m'approchai d'abord de la Comtesse pour l'accoucher, ayant pris la tête, je dis à Madame la Comtesse de pousser de toute sa force son haleine en bas, pour me faciliter de tirer l'enfant qui étoit fort engagé au passage de la matrice par la contraction qui se fait après la douleur, comme l'enfant étoit comme mort, après lui avoir versé de l'eau, je liai le cordon & la derniere ligature du côté de l'umbilic, je ne serrai pas le nœud, pour laisser sortir du sang par l'extrèmité des vaisseaux umbilicaux; cette saignée sauva la vie à une belle Demoiselle en arrivant au monde, qui avoit été comme étranglée au passage.

Madame la Comtesse me dit, comme j'allois pour la délivrer, qu'elle étoit fort difficile à délivrer, & de faire ensorte de ne pas mettre ma main dans son corps pour la délivrer, je répondis à la Comteſſe qu'elle fut tranquille ſur cela ; j'examinai le cordon umbilical qui étoit encore plein de ſang, où les artères battoient, je dis qu'il n'étoit pas encore tems de la délivrer, je fus auprès de la Demoiſelle, à qui j'avois fait prendre de l'huile d'amande douce avec du vin, laquelle ſe portoit parfaitement bien, & lui en fit encore prendre ; je m'approchai de Madame la Comteſſe, en lui mettant la main ſur le ventre, je ſentis le délivre qui étoit détaché, & je la délivrai de ſuite , elle me dit qu'elle étoit bien-heureuſe ; je ſortis ſur les trois heures du matin d'auprès de Madame la Comteſſe qui, voulut que je fuſſe me repoſer, l'on me dit le lendemain que M. Peras étoit arrivé vers les quatre heures du matin; je fus au lever du Roi le même jour, où feu M. Lapeyronie me fit compliment ſur la ſaignée que j'avois

vois fait à Mademoiſelle de Taleyran en venant au monde.

Quelque tems après Madame la Princeſſe de Guémené qui étoit à ſa terre de Coupvrai, m'envoya chercher parce qu'elle s'étoit bleſſée en tombant dans ſon jardin, étant groſſe de ſix mois ou environ ; e arrivant, la Princeſſe me dit qu'elle avoit eu grande peur dans ſa chute, mais qu'elle s'étoit d'abord miſe dans ſon lit, & qu'elle n'avoit pas ſentie depuis remuer ſon enfant, je répondis à Madame la Princeſſe qu'il falloit garder le lit quelque tems, pour que les parties de la matrice fuſſent rétablies, & que cela empêcheroit peut-être une perte de ſang qui arrive ordinairement aux femmes qui ſe bleſſent ; la Princeſſe, par ce moyen, en gardant le repos, n'eut aucun accident, ayant fait les remedes convenables pour cela ; au bout de deux mois qu'elle me fit reſter avec elle,

elle voulut s'en venir à Paris pour y faire ſes couches, où elle ſe porta parfaitement bien, juſqu'au terme de ſon accouchement, ſans aucun accident. Après que je l'eus accouchée, je trouvai un peu de difficulté à la délivrer, cependant avec la patience je la délivrai au naturel, ſans aller à l'opération pour avoir le délivre, je m'apperçus en examinant le dévre qu'il en étoit reſté dans la matrice une petite portion, après que la Princeſſe eût pris le bouillon qu'on donne ordinairement aux femmes, une heure après qu'elles ſont accouchées, je lui fis prendre le remede cordial & ſpécifique dont je me ſervois à l'ordinaire, pour faire vuider tout ce qui peut reſter du délivre. Les couches de Madame la Princeſſe ſe paſſerent fort bien, & je l'ai accouchée par la ſuite encore deux fois fort heureuſement de deux Princes.

Il arriva à Madame la Princeſſe de Guémené, trois ſemaines après que je l'eus accouchée, un dépôt de lait à la tête, occaſionné pour être ſortie trop-tôt de ſon appartement, pour aller ſouper chez Madame la Ducheſſe de Villeroy, elle m'envoya chercher le lendemain, elle me dit qu'elle avoit ſenti un froid glaçant à ſa tête, après le ſoupé, n'y ayant point de feu dans l'appartement, ce qui lui avoit occaſionné ce friſſon qui l'avoit empêché de dormir toute la nuit, parce qu'elle avoit ſenti des douleurs à la tête & à la face, vers la machoire ſupérieure & inférieure, ce qui lui avoit cauſé des douleurs aux dents,& qu'elle s'étoit apperçue, il y avoit environ une heure, d'une ſalivation qui partoit des glandes ſalivaires de la bouche; je dis à la Princeſſe qu'il falloit qu'elle ſe tienne bien chaudement dans ſon lit, & qu'il pourroit arriver par la ſuite qu'elle vuideroit par cette ſalivation une partie de ce lait, qui s'étoit engorgé & arrêté dans toute l'étendue de la tête, ce qui arriva; au bout de quatre jours, Madame la Princeſſe ſe trouva tout-à-fait ſoulagée, par le moyen de l'évacuation qu'elle avoit eu de cette humeur laiteuſe, & par conſéquent guérie par le régime & la purgation.

Quelque tems après je fus mandé pour aller dans la maiſon de M. Savi, Apoticaire, pour y ſecourir la femme d'un Commis de M. de la Jonchere; la Sage-femme me dit qu'elle avoit accouché la Dame, & qu'elle avoit eu bien de la peine à la délivrer, & qu'après l'avoir délivrée, il étoit ſurvenu à la malade une perte de ſang abondante, elle me montra le délivre qu'elle avoit été chercher par l'opération, à la vérité il étoit tout en entier, mais il falloit qu'elle l'eût arraché de ſes attaches, par la quantité de ſang que l'accouchée avoit perdue & perdoit continuellement, j'envoyai d'abord chercher le Bon-Dieu, la malade m'ayant dit qu'elle ſe mouroit, mais le Prêtre qui portoit le Bon-Dieu n'eut pas le tems d'arriver la malade étant morte un moment avant.

Sept ou huit jours après, un Banquier vint chez moi pour me prier de venir voir ſa femme qui étoit groſſe, il me mena chez lui dans la rue Quincampoix; la Dame me dit qu'elle étoit groſſe de cinq mois, & qu'elle avoit peur de mourir, parce que quand elle étoit accouchée, l'on avoit toutes les peines du monde de la délivrer, & que ſa Sage-Femme lui mettoit pluſieurs fois la main dans le corps pour la délivrer: le terme étant venu pour l'accoucher, elle accoucha fort heureuſement d'un gros Garçon; j'examinai le cordon umbilical qui étoit fort gros, parce que ses vaisseaux étoient encore remplis de sang où l'on sentoit le battement des artères; je laissai l'accouchée, en lui disant qu'il n'étoit pas encore tems de la délivrer, & qu'elle fût tranquille; que je voulois la délivrer sans aller à l'opération. Au bout d'une demie heure la Dame me dit qu'elle avoit senti dans son corps quelque chose qui s'étoit détachée, je m'approchai d'elle pour la délivrer, je m'apperçus que le délivre s'étoit détaché de son adhérance; en portant ma main sur le ventre de la femme vers la région umbilicale, le délivre faisoit un volume assez gros dans la cavité moyenne de la matrice, & par conséquent je la délivrai au naturel; la Dame me dit que sa Sage-Femme n'avoit pas fait de même, & qu'elle la délivroit toujours d'abord qu'elle étoit accouchée, ce qui la faisoit bien souffrir, & perdoit beaucoup de sang après qu'elle étoit délivrée, pendant vingt-quatre heures; elle fut fort contente de ma maniere d'opérer, & elle eut une bonne suite de couches.

La même année, le trois du mois d'Août, l'on m'envoya chercher pour aller voir une Dame dans la rue des Moineaux, proche S. Roch, l'on me dit en arrivant, que la personne qui étoit incommodée avoit une perte de sang depuis douze jours, & que depuis trois jours la perte avoit fort augmentée; j'examinai la maladeen la touchant, à l'ouverture du col de la matrice, je trouvai des membranes d'un faux germe que je pris & les attirai en dehors, la perte de sang cessa d'abord; voilà ce que l'on peut appeller fausse couche: mais les femmes qui se blessent & qui accouchent d'un enfant, ce n'est pas une fauſſe couche, mais bien un accouchement avant terme.

Quelque tems après, M. Laudumier envoya me prier pour aller avec lui à Montreuil proche Vincennes, pour que je fuſſe préſent à l'ouverture du corps d'une femme qui étoit morte la veille en couche, le quatriéme jour après ſon accouchement, l'on accuſoit la Sage-Femme de l'avoir mal accouchée, en arrivant ſur le lieu, nous y trouvâmes deux Chirurgiens avec la Sage-Femme. L'on détacha d'abord le corps de la matrice, pour examiner cette partie dans ſa partie cave; l'on ne trouva dans toute la cavité qu'un peu de ſang comme un caillot; je m'apperçus, après que l'on eut ôté le ſang & bien eſſuyé la matrice, qu'il y avoit une petite portion du délivre ou placenta bien collé à l'embouchure de ces vaiſſeaux, pas un de ces Meſſieurs n'y firent aucune attention

attention, parce que ce petit corps ne faisoit aucune éminence dans la cavité de la matrice ; après avoir fait notre examen, on laissa le corps de la matrice sur la table pour le faire voir à d'autres Sage-Femmes. Nous descendîmes dans une Sale où l'on nous fit rafraîchir, je trouvai le tems de remonter pour détacher cette portion du délivre que je mis dans du papier, sans que personne s'en apperçût. En nous en revenant à Paris, M. Laudumier me dit, que la Sage-femme qui l'avoit accouchée étoit bien satisfaite de ce que l'on n'avoit rien trouvé à cette femme morte, qui fût de la faute de la Sage-Femme qu'il connoissoit ; je lui dis qu'il y avoit pourtant une cause de mort dans la matrice, que personne de la compagnie ne s'étoit apperçu, en lui montrant le délivre que j'avois détaché & mis dans du papier,

& comme j'avois fait pour le séparer, sans que personne s'en fût apperçu, ce qui surprit fort M. Laudumier.

La grossesse est une maladie qui est naturelle aux femmes, elles sont encore sujettes à toutes les maladies qui peuvent arriver aux hommes: aussi voit-on arriver à certaines femmes grosses, de fâcheux accidens qui leur occasionnent des maladies quelquefois mortelles, avant le terme de leur accouchement, comme je l'ai vu arriver à la Duchesse de Melun, qui ne voulut pas être saignée pendant tout le tems de sa grossesse, ce qui causa à cette Dame une apoplexie létargique; l'on envoya chercher M. Clément son Accoucheur, qui la fit saigner, & après une consultation de Messieurs les Médecins, qui résolurent qu'il falloit l'accoucher, mais son Accoucheur l'ayant examiné, ne trouva aucune diſpoſition pour l'accoucher.

Ce grand Praticien dit à Meſſieurs les Médecins, qu'il falloit encore ſaigner Madame la Ducheſſe de Melun, mais tout cela fut inutile, la Faculté vouloit qu'on l'accouchât pour tâcher d'avoir l'enfant vivant. M. Clément leur répondit qu'il étoit mort, & qu'il étoit impoſſible de l'accoucher, la matrice étant totalement fermée, & qu'on ne pouvoit avoir l'enfant qu'en ouvrant l'orifice de la matrice, ce qui ne ſe pouvoit pas faire, la mere étant encore en vie. M. Desforges ſon Confrere ancien Accoucheur, fut auſſi de ce ſentiment là.

La Faculté avec toute la famille réſolut d'envoyer chercher M. Peras ou moi, Madame la Ducheſſe de Ventadour qui y étoit, s'oppoſa à ce qu'elle me dit le lendemain, que l'on me fut chercher, parce que feue cette grande Dame craignoit que cela ne me fît tort ſur le rapport que M. Clément lui avoit fait du triſte état où étoit la Ducheſſe de Melun. M. Peras l'accoucha d'un enfant mort, & la Ducheſſe mourut quelques heures après.

Environ deux années après, Madame la Marquiſe d'Arſy, étant groſſe de huit mois, fut attaquée de la même maladie qu'avoit eu Madame la Ducheſſe de Melun, avec des convulſions; j'avois eu l'honneur de la voir la veille pour la faire ſaigner, comme étant ſon Accoucheur, cette Dame me dit qu'elle ſe feroit ſaigner dans trois jours, & que cela ne preſſoit pas, ayant été ſaignée dans le commencement de ſa groſſeſſe; Madame de la Lande, ſa mere, qui ſe trouva dans ſon appartement, lorſqu'elle perdit la vue, & un moment après la connoiſſance avec des convulſions, cette bonne mere crut que ſa fille étoit morte : on me vint avertir aussi bien que M. Benomont son Chirurgien, qui la saigna en ma présence. Madame la Marquise ouvrit les yeux & parla ; je lui demandai où elle sentoit son mal, elle me dit qu'elle avoit un grand mal de tête qui l'empêchoit de voir, elle demanda à boire de l'eau au lieu de bouillon ; une heure après elle retomba dans le même accident, je jugeai avec M. Benomont, de tirer encore un peu de sang du bras, mais malgré cela, Madame la Marquise d'Arsy resta dans ce triste état, je lui fis donner un lavement vers les deux heures après midi, & après je l'examinai pour sçavoir s'il n'y avoit pas quelque disposition à l'orifice de la matrice pour l'accoucher, je trouvai cette partie dans l'état naturel où elle devoit être, sans dilatation, malgré les violentes convulsions que Madame la Marquise avoit assez fréquentes, sa maladie fut bien-tôt sçue à la Cour, comme étant à Paris, où elle avoit été élevée, Madame de la Lande sa mere, étoit Sous-Gouvernante du Roy.

Sur les trois heures après midi, Madame la Duchesse de Ventadour, la Duchesse de la Ferté, la Princesse de Rohan & la Duchesse de Tallard vinrent la voir, pour consoler Madame de la Lande, ces Dames me demanderent pour me parler, j'eus l'honneur de leur dire le triste état où étoit Madame d'Arsy, sur cela ces Dames dirent que c'étoit la même maladie dont Madame la Duchesse de Melun étoit morte, & qu'il falloit l'accoucher de force, je leur répondis qu'il n'étoit pas possible à moins que de la tuer, elle & son enfant, parce qu'il n'y avoit aucune disposition aux parties de la matrice pour l'accoucher.

Sur ces entrefaites, le Roy qui étoit au Château des Tuilleries, ayant été informé, auſſi bien que M. le Maréchal de Villeroy, ſon Gouverneur, du fâcheux état où étoit Madame d'Arcy, envoya d'abord Meſſieurs les Médecins de la Faculté de la Cour, comme M. Poirié, premier Médecin de Sa Majeſté, M. Boudin, Ordinaire, & M. Dodart, auprès d'elle pour tâcher de la ſecourir; étant arrivé dans ſon appartement, après qu'ils l'eurent vue, & touché ſon poulx, ils furent tous quatre réſolus dans leur conſultation, qu'il falloit tâcher de l'accoucher, M. Boudin, Médecin Ordinaire du Roy, en porta la parole; je fus encore examiner s'il y avoit quelque diſpoſition de dilatation à la matrice, comptant que les convulſions qu'elle avoit eu, auroient pu la dilater pour me faciliter une entrée dans la matrice pour l'accoucher, mais je trouvai ces parties dans le même état que la premiere fois que je l'avois touchée, c'est-à-dire, l'orifice de la matrice à l'état naturel qu'une femme a quand elle est grosse de huit mois, où le col est fort court, un peu mollet & l'orifice bien fermé ; je fus rendre compte en présence de Mesdames les Duchesses, à Messieurs de la Faculté du Roy ; je leur representai qu'il étoit impossible dans le tems présent d'accoucher Madame la Marquise d'Arcy, par les grandes difficultés que j'y trouvois, & s'il y avoit quelqu'un de mes Confreres qui voulût l'entreprendre, qu'il n'en viendroit jamais à bout, à moins de blesser ou de crever la matrice, ou ils auroient le désagrément de voir périr la mere avant que d'avoir l'enfant au monde, & que le mal & l'état où étoit la malade, ne provenoient que de ce que le sang étoit en trop grande quantité dans ses vaisseaux de la tête, ce qui causoit un engorgement à ceux de la dure-mere & de la pimere. La preuve en étoit certaine, étant tombée en apoplexie létargique, & les convulsions occasionnées par la pésanteur & la compression que les vaisseaux engorgés causoient au genre nerveux, & qu'ainsi il n'y avoit que les saignées du pied à faire, tout son mal étant à la tête, & non pas à la matrice, n'y ayant aucune disposition à cette partie pour l'accoucher, M. Boudin, un des quatre Médecins, me répondit en présence des Dames & de M. le premier Médecin & les autres Docteurs, qu'on avoit fait deux grandes saignées à la malade, & que cela n'avoit point diminué son malheureux état, & si Madame d'Arcy venoit à mourir, qu'on m'en imputeroit la faute avec raison; je ne laissai pas d'être toujours ferme dans mon opinion de ne vouloir pas l'accoucher.

Madame la Duchesse de Ventadour qui m'a toujours honoré de sa confiance, aussi bien que les autres Duchesses, avec toute la compagnie qui étoit présente, ne laisserent pas de me plaindre, si cette Dame étoit venue à mourir, comme toute la Faculté le comptoit ; je passai en quittant la compagnie dans l'appartement de Madame la malade, je trouvai que son poulx étoit moins convulsif, & ses femmes qui étoient auprès d'elle, me dirent qu'il y avoit environ une demie heure qu'elle n'avoit pas eu de convulsion, je fus dans l'appartement où étoient les Dames & Messieurs de la Faculté, pour leur dire que je trouvois mieux la malade, ce que les deux saignées lui avoient procuré, selon toutes les apparences ; ces Messieurs furent la voir & convinrent du fait, après lui avoir fâté le poulx, ce qui détermina M. Poirié, pour lors premier Médecin, à dire à M. Boudin, qu'il falloit la saigner du pied ou de la gorge ; la saignée du pied fut faite en leur présence sur les six heures du soir, Messieurs de la Faculté furent après trouver les Dames pour leur dire qu'il ne falloit pas tout-à-fait perdre espérance quoiqu'il y eût plus à craindre qu'à espérer, Madame la Marquise étant toujours dans sa létargie ; Mesdames les Duchesses & la Faculté de la Cour se retirerent sur les huit heures, où la malade n'avoit eu aucune convulsion, mais elle avoit une espece de ton plaintif, l'on voulut dans ce tems-là essayer de lui faire prendre un peu de bouillon en lui desserrant les dents, mais elle n'en pût prendre, comme étant sans raison, qu'environ trois cuillerées ; sur les neuf heures du soir, Mgr le Marêchal de Villeroy envoya de la part du Roi, à Madame de la Lande, pour sçavoir l'état où étoit Madame sa fille, Madame de la Lande & M. le Marquis d'Arcy répondirent aux honneurs que le Roi leur faisoit; mais l'Officier du Roi avoit ordre de me parler, pour qu'il pût rendre compte à Sa Majesté, de l'état où étoit Madame d'Arcy, j'eus l'honneur de lui dire que je trouvois Madame d'Arcy un peu mieux, d'autant plus qu'elle avoit pris de la nourriture, & que les convulsions l'avoient quittée. M. Goutard son Médecin ordinaire, resta avec moi chez la malade; sur les cinq heures du matin, le lendemain, nous la crûmes morte, par une des fortes convulsions qu'elle eût, qui dura près d'un demi quart d'heure, pendant lequel tems l'on fit chauffer de l'eau & on la saigna sur la fin de la convulsion; M. Benomon, pendant la saignée dit qu'elle étoit fort ample, & M. Goutard dit de fermer la veine, comme il essuyoit son pied pour y mettre la bande, Madame d'Arcy fit un cri, en quittant le chevet de son lit, en nous disant qu'est-ce que nous faisions dans sa chambre, pourquoi j'y entrois avant le jour, & qu'elle vouloit encore dormir, qu'elle ne le pouvoit pas, parce qu'elle se sentoit la tête très-légere, & qu'elle avoit grande soif, après qu'elle eût bû de l'eau à sa soif, elle nous dit de sortir de sa chambre, parce qu'elle vouloit se lever, je fus avertir Madame sa mere de l'état où étoit Madame sa fille, cette bonne mere en remercia Dieu, & courut l'embrasser à son ordinaire. M. Peras vint sur les sept heures du matin, de la part de Madame la Marquise de Livry, pour parler à Madame de la Lande, & lui offrir ses services, pour accoucher Madame sa fille, Madame sa mere remplie de politesse & de joye, le remercia, après lui avoir compté en partie comme tout s'étoit passé dans le triste état où avoit été sa fille. Feu Monseigneur le Maréchal de Villeroy m'envoya chercher sur le midi, pour que je rendis compte au Roi de l'état où Madame d'Arcy étoit, & s'il n'y avoit plus de danger ; j'eus l'honneur de lui répondre, en présence de Madame la Duchesse de Ventadour, & de M. Poirié, premier Médecin, que je ne craignois plus pour elle, mais que quand elle accoucheroit, je croyois que son enfant seroit mort, à causes des convulsions fréquentes que la mere avoit eues.

Feu Monseigneur le Marêchal de Villeroy & Madame la Duchesse de Ventadour me firent accorder par Sa Majesté une gratification.

Madame la Marquise d'Arcy, au bout de huit jours, étant bien rétablie, fut remercier le Roi de ses bontés, & elle accoucha trois semaines après, d'un enfant mort; ses couches se passerent bien, & elle s'est bien portée depuis, l'ayant accouchée deux années après d'un garçon.

La Maladie de feue Madame la Duchesse de Melun, qui étoit sur la fin de son terme de grossesse, dont elle mourut, & celle de la Marquise d'Arcy, font bien juger qu'elles étoient occasionnées par une grande plénitude de sang qui arrive ordinairement aux femmes qui sont fort sanguines, & pour prévenir ces funestes accidens, il faut que les Dames se fassent saigner toujours sur la fin de leur terme, afin qu'elles accouchent plus heureusement, car on peut dire avec vérité, que si l'on avoit attention à prévenir les accidens fâcheux qui arrivent aux femmes qui sont grosses, & après leurs accouchemens, il en mourroit bien moins, & principalement celles qui meurent dans leurs couches.

Il eſt vrai qu'il eſt mort dans tous les tems des femmes en couches, puiſque Rachel, femme de Jacob, mourut après qu'elle fut accouchée de Benjamin ſon fils ; il eſt marqué par l'Ecriture, qu'elle eut un rude travail & fort long ; l'on peut croire auſſi que la cauſe de ſa mort étoit occaſionnée, comme à celles qui ſont mortes depuis ce tems-là.

Il eſt vrai que l'on ne ſeroit pas ſi ſurpris de celles qui ſont mortes depuis dans ces ſortes d'accouchemens ſi laborieux, mais l'on doit l'être beaucoup de celles qui meurent journellement, après qu'elles ſont accouchées, dans le cours du troiſiéme, du cinquiéme & du huitiéme jours de leurs couches, quoiqu'elles ſe ſoient bien portées, ſans aucun accident, pendant le cours de leur groſſeſſe ; juſqu'au terme de l'accouchement,

ment, où elles ſont accouchées fort heureuſement. L'on doit être certain qu'il faut qu'il y ait une cauſe pour occaſionner une mort ſi précipitée.

MOYENS EFFICACES

De prévenir tous ſes funeſtes accidens.

J'Ai été aſſez heureux pour avoir trouvé dans mes recherches, par mes obſervations, la cauſe de la mort des femmes qui meurent en couches, ce qui m'a donné de grandes lumieres par la ſuite, pour chercher le moyen de découvrir le remede convenable, pour empêcher & prévenir cette mort qui arrive aux femmes dans le tems qu'elles ſont accouchées, dont j'ai donné des preuves d'expérience à bien des Dames que j'ai accouchées, tant à la Cour, qu'à Paris & ailleurs.

Tous ceux qui pratiquent & qui exercent la Science de la Médecine & l'Art de la Chirurgie, conviendront que pour guérir les maladies, il faut avoir une grande connoissance des plantes ; la nécessité de chercher des remedes pour les maladies obligea nos premiers Peres à connoître les plantes & leurs vertus ; la Médecine même n'a pris sa naissance que de cette connoissance, elle n'employoit dans ces tems-là que le suc de quelques herbes, ou, comme dit un ancien Philosophe, qui croyoit avec fondement que les plantes étoient fort nécessaires à beaucoup de maladies qui arrivent de toute espéce, le suc étant incorporé avec les médicamens dont on veut se servir.

Hypocrate veut qu'un bon Médecin ait une connoissance parfaite des remedes, & comme les plantes étoient ses remedes les plus favoris, il a voulu nous marquer par-là, que leur connoissance devoit faire en partie un des devoirs du Médecin.

La Botanique, selon les anciens Auteurs, a été une science de tous les tems & de tous les Médecins Grecs & Arabes; les Romains avides de sçavoir toutes les sciences, cultiverent avec soin la Botanique.

Antonius Musa, Médecin d'Auguste, Dioscoride, Galien, & nombre d'autres grands Médecins se distinguerent beaucoup dans cette partie de la Médecine.

Tous les discours que je viens de faire par mes observations vous expliquent l'expérience qui en provient avec les attentions que j'ai toujours eues pour exercer ma profession, celles dont je vais parler est assez connue dans toutes les femmes qui font des enfans.

Dans les premiers tems que je fus à l'Hôtel-Dieu pour travailler &

faire mes expériences dans l'Art des Accouchemens, je m'apperçus que les femmes qui venoient d'être accouchées, avoient un moment après, des douleurs qui leur prenoient au ventre, à la région umbilicale, moyenne & inférieure, & dans toute l'étendue interne & la cavité du ventre où est situé la matrice; en questionnant ces pauvres femmes, comment ces douleurs leur prenoient, elles me répondirent que pendant le tems qu'elles vuidoient, après avoir été accouchées, elles n'avoient pas des douleurs de tranchées, mais d'abord que l'écoulement des vuidanges commençoit à s'arrêter, les douleurs leur prenoient dans le ventre & ces douleurs ne se passoient que quand la matrice recommençoit à se vuider; après l'observation que je fis, il ne me fut pas difficile de croire, que si le sang des vuidanges couloit aux femmes, après qu'elles sont accouchées, & qu'il ne fût pas intercepté par la suppression, il y a tout lieu de croire qu'elles n'auroient pas de tranchées, si le sang couloit à l'ordinaire.

Après que les femmes sont accouchées, dans tous les tems l'on s'est appliqué à trouver le moyen de pouvoir découvrir des remedes propres pour tâcher de soulager ou faire arrêter aux femmes en couche les douleurs des tranchées qu'elles ont après qu'elles sont accouchées.

Les pauvres femmes qui vont accoucher à l'Hôtel-Dieu de Paris, on leur donne à prendre, après qu'elles sont accouchées, de l'huile avec du vin, pour remédier aux tranchées qui leur arrivent.

Il y en a malgré ce remede doux & cordial, que leurs tranchées sont si fortes & si aigues à certaines, que l'on est obligé par les grandes douleurs qu'elles sentent dans le ventre, qui eſt tendu & gonflé, & fort douloureux, de leur mettre des herbes & plantes émolliantes avec la décoction ſur le ventre.

Je me ſuis ſervi & mis comme les autres Chirurgiens Accoucheurs de bien des remedes pour tâcher de pouvoir diminuer les tranchées aux femmes que j'avois accouchées, & le meilleur de tous, que j'avois appris de M. Clément, un des plus célébres Accoucheurs de ſon tems, & le plus en pratique, comme ſon éleve, m'ayant emmené à la Cour d'Eſpagne dans le tems qu'il y alloit accoucher la Reine, il étoit composé avec les piſtaches & les amandes douces pilées enſemble, où l'on ajoutoit le lait, pour en faire un bouillon du jus de ces amandes, avec un jaune d'œuf, qu'il faiſoit prendre à la Reine d'Eſpagne & à Madame la Dauphine de Bourgogne, ſœur de la Reine, après que ces grandes Princeſſes étoient accouchées.

M. Amant, ancien Accoucheur, qui étoit fort en vogue dans ce tems-là, me dit aussi qu'il faisoit prendre ce même bouillon aux femmes qu'il accouchoit, & quelquefois aussi un bouillon au lait avec de l'huile d'amandes douces, mais que malgré cela, elles ne laissoient pas d'avoir des tranchées.

Il faut convenir que les douleurs des tranchées que les femmes ont, ne sont occasionnées que par la retenue des vuidanges qui se fait de tems en tems dans les vaisseaux de la matrice.

Il faut donc conclure de là, que si les femmes en couches avoient toujours l'écoulement du sang des vuidanges à l'ordinaire, & qu'il ne fût pas intercepté par la suppression dans les vaisseaux de la matrice, les femmes ne sentiroient pas les incommodités des douleurs des tranchées pendant les deux premiers jours de leurs couches ; mais après un tems d'expérience & d'observations que j'ai faites sur les maladies des femmes, j'ai trouvé le moyen de calmer les tranchées, en facilitant l'écoulement des vuidanges, sans qu'il arrive cette suppression aux femmes, à laquelle elles sont sujettes après qu'elles sont accouchées.

Il faut donc être bien instruit des causes des tranchées que les femmes ont après qu'elles sont accouchées ; après environ sept années que je fus sorti de l'Hôtel-Dieu, je pratiquai l'art des accouchemens à la Cour & à Paris avec succès, & je découvris par la suite dans ma pratique, un remede composé de suc de plantes, que je faisois prendre aux femmes après qu'elles étoient accouchées, je m'apperçus dans le commencement que je donnois ce spécifique aux femmes que j'accouchois, que l'écoulement du du ſang des vuidanges couloit au naturel ſans qu'il ſe fît aucune retenue de ce ſang dans les vaiſſeaux de la matrice. La premiere femme à qui je le donnai, étoit la femme d'un Marchand Epicier, qui demeuroit vis-à-vis les Mouſquetaires gris, parente de M. le Roux, Maître Apoticaire, qui demeuroit vis-à-vis la rue S. Dominique Fauxbourg S. Germain, qui me vint chercher le 18 du mois de Mai 1717, pour m'emmener voir ſa couſine, ladite Epiciere, à qui il avoit donné beaucoup de remedes pour lui calmer les tranchées; étant arrivé chez la malade, je la trouvai dans de grandes douleurs. Il n'y avoit que huit heures qu'elle étoit accouchée. Je dis à M. le Roux, ſon couſin, de lui faire une décoction de quatre plantes que je lui nommai, & de rendre cette décoction, par le moyen du ſuc en ſyrop, & qu'on lui en donnât à prendre quatre onces pour la premiere prise, & que l'on continuât de deux en deux heures, & que je repasserois pour voir la malade cinq heures après. J'y trouvai M. le Roux, qui me dit en arrivant que la malade dormoit & étoit fort tranquille depuis une demie heure, & qu'à la seconde prise du remede qu'elle avoit pris, elle avoit vuidé de la matrice un gros caillot de sang, qu'on me montra, avec une petite portion du délivre qui étoit resté; cette évacuation calmá le mal de la malade, & ses couches se passerent fort bien.

Celles que j'ai vu les plus doutoureuses & les plus aigues de toutes les femmes que j'ai accouchées, ç'a été à Madame la Princesse de Montauban, la Princesse me dit après que je l'eus délivrée, que les tranchées l'alloient prendre, & que la Princesse de Guémené, sa belle-sœur, lui avoit dit que je lui donnerois à prendre, après que je l'aurois accouchée, quelque chose pour lui faire passer ses tranchées, je dis à la Princesse que j'allois préparer ce qu'il falloit qu'elle prit pour les lui calmer, & après qu'elle eut pris ce spécifique, ses tranchées diminuerent peu à peu jusqu'au tems d'environ une heure que les tranchées quitterent la Princesse.

Quelques tems après l'on me vint chercher pour aller voir Madame Niger, une des nourrices de Mesdames de France, qui demeuroit dans la rue du Chantre, qui est vis-à-vis la porte des Chanoines de S. Honoré, elle me dit en arrivant chez elle, qu'il lui avoit pris une perte de sang à Versailles la veille, étant grosse de sept mois. Je lui dis ce qu'il falloit faire, après une saignée que je lui ordonnai, qu'en gardant le lit pendant tout le tems de sa grossesse, elle pourroit aller à son terme pour accoucher, & par cette maniere la perte de ſang pourroit ceſſer avant ſon accouchement, ce qui arriva; car la perte de ſang diſcontinua au bout de quinze jours, & elle accoucha à terme en gardant le repos; après que je l'eus accouchée d'un enfant bien vivant & délivrée, elle ſentit une douleur dans le ventre comme ſi c'étoit une douleur de tranchée, je m'apperçus, après avoir examiné le délivre, qu'il en étoit reſté une portion dans la matrice. Les vuidanges continuant d'être conſidérable, je ne manquai pas dans cette occaſion là d'incorporer les remedes que je donne ordinairement pour les tranchées, au bout d'une demie heure les douleurs du ventre ceſſerent après avoir pris les remedes ſpécifiques; la matrice s'étant déchargée par ſon écoulement, d'un caillot de ſang avec la petite portion du délivre qui étoit reſté, & qui étoit ce qui lui avoit occaſionné une perte de ſang dans la bleſſure qu'elle eut dans la voiture qu'elle prit pour aller à Verſailles ; ſes couches ſe paſſerent fort bien, elle s'eſt bien portée depuis auſſi bien que ſon enfant.

Les tranchées commencent à diminuer ordinairement aux femmes en couche, lorſque la fiévre de lait commence à vouloir ſe déclarer, parce qu'alors elles vuident du lait avec les vuidanges, & par la ſuite elles ne vuident que du lait en fort petite quantité à la place des vuidanges, pendant tout le tems que le lait fermente pour être porté par la circulation du ſang aux mammelles, & quand la fiévre du lait eſt tout à fait paſſée, qui dure ordinairement vingt-quatre heures, plus ou moins ; l'on voit que les vuidanges qui recommencent à couler, ont la couleur d'un lait ſanguinolent, où par la ſuite de ces vuidanges qui sont fort nécessaires aux femmes pour se bien porter pendant leurs couches, les écoulemens diminuent, parce que le lait se porte toujours aux mammelles pour nourrir l'enfant par la fermentation du sang.

Quand les femmes en couche sont sujettes à avoir beaucoup de lait, & que le chyle laiteux reflue & est repompé dans la masse du sang par sa circulation, les femmes sont fort incommodées d'un mal de tête, & quelquefois la fiévre, dont il y en a certaine qui sont dangereusement malades, par des suffocations de lait causées par l'engorgement que le lait fait dans les vaisseaux, & il en arrive souvent des épanchemens sur quelques parties de leur corps, ce qui cause des maladies quelquefois fort fâcheuses & dangereuses.

J'en ai vu arriver en 1726, à la femme d'un Procureur au Parlement qui demeuroit dans la rue Beaubourg, deux jours après que je l'eus accouchée ; je lui avois fait ma visite le matin, l'on m'envoya chercher sur les trois heures après midi ; je trouvai l'accouchée dans une léthargie sans aucune connoissance, avec une assez grande oppression, je demandai si son enfant étoit parti avec sa nourrice, l'on me répondit que la nourrice n'étoit pas encore arrivée, je pris l'enfant &, lui fis prendre le têton de sa mere. Cette expérience fort naturelle, réussit pour guérir la malade, car environ un quart d'heure après que l'enfant eût têté sa mere, elle revint de son triste état, & ne voulut pas que l'on lui ôtât son enfant.

Cette expérience fait bien voir que si les femmes donnoient à têter à leur enfans, après qu'elles sont accouchées, il n'arriveroit pas tant d'incommodités ni de maladies, causées par les épanchemens du lait à certaines femmes qui veulent perdre leur lait; & cela est si vrai, que l'on voit que toutes les femmes qui donnent à têter à leurs enfans, après qu'elles sont accouchées, ne sont pas si sujettes à avoir aucunes incommodités ni maladies causées par le lait, qu'il en arrive aux femmes qui ne donnent pas à têter à leurs enfans.

La suppression du lait qui se fait aux femmes en couches, reflue ordinairement dans la masse du sang, & l'on ne le voit que trop souvent des femmes qui languissent long-tems après leurs couches, parce que le lait n'est point sorti par les voies ordinaires, & ce reste qui est resté dans la masse du sang, peut leur causer une maladie de langueur, il y en a qui en meurent par la suite, malgré tous les remedes qu'on peut leur faire.

Comme je l'ai vu arriver à la femme d'un Maître Cordonnier demeurant dans la rue des Boucheries, proche les Quinze-Vingts, qui languit environ quatre ans d'un écoulement de la matrice occasionné par un lait qui étoit resté dans la masse du sang pendant l'espace de ce tems-là, les grandes pertes qu'elle faisoit continuellement lui causerent la mort, malgré tous les remedes qu'on lui put faire pendant tout le cours de sa maladie.

J'ai été demandé en 1712 pour aller voir la femme d'un Sellier de la petite Ecurie du Roy, je faisois encore la grande Chirurgie dans ce tems-là, quoique je pratiquasse l'Art des accouchemens à Versailles, je trouvai chez la malade Madame l'Epée, ancienne Sage-Femme, qui me dit qu'il y avoit six semaines qu'elle avoit accouchée la malade, & que depuis ce tems-là il lui étoit survenu une fiévre très-forte, & qu'elle l'avoit fait saigner deux fois &

purgée, mais que cela n'avoit pas empêché que la jambe de la malade ne fût venue dans l'état où je la voyois, je connus d'abord que c'étoit un dépôt qui s'étoit fait, je dis à Madame l'Epée, que les cataplasmes qu'elle y mettoit étoient inutiles, & qu'il falloit opérer en ouvrant la jambe, pour en faire sortir la matiere qui y étoit contenue; le mari fut prier M. Maréchal, premier Chirurgien du Roy, de venir voir sa femme, je fus chez M. Maréchal pour l'amener voir la malade, après lui avoir fait la dissertation de la maladie, il me dit, après avoir examiné la jambe qu'il trouva fort dure & edemateuse avec des flictennes, qu'il falloit ouvrir la jambe pour tâcher de la conserver, & par ce moyen sauver la vie à la malade. Après l'opération faite, en présence de notre premier Chirurgien, il sortit environ une pinte de lait fort corrompu par l'ouverture que j'avois faite depuis le dessous du genouil jusqu'à la maléole externe de la jambe droite, la femme du Sellier fut guérie en six semaines de tems, après l'avoir pensée & pris soin d'elle jusqu'à parfaite guérison, n'y ayant plus aucune cause de lait.

Il y a des relâchemens des ligamens larges à certaines femmes, où l'on voit le col de la matrice sortir en dehors du vagin ; les pauvres femmes qui sont exposées à travailler & à porter de pésans fardeaux, sont plus sujettes à cette maladie, que d'autres, on les voit venir souvent dans la Sale des Accouchées, où la Maîtresse Sage-Femme la leur remet, en leur mettant un pessaire avec de la cire, pour leur servir de point d'appui. J'ai vu faire cette opération à l'Hôtel-Dieu, dans le tems que je faisois mes expériences dans l'Art des Accouchemens. La Sage-

Femme, qui y étoit dans ce tems-là se nommoit Madame Langlois, elle m'en fit faire plusieurs réductions avant que de finir le tems que je devois être dans l'Hôpital pour y apprendre, & au bout de six mois mon tems fini, j'exerçai l'Art des Accouchemens; & en 1712 une Dame, mere d'un Lieutenant des Gardes de la Porte, âgée d'environ soixante-seize ans, étant à la Messe aux Récolets, avoit une descente de matrice, il y avoit cinq ans; étant à genouil, la matrice s'étant relâchée, & presque tout-à-fait sortie en dehors, lui fit perdre connoissance, comme si elle étoit tombée en léthargie; on la transporta chez elle craignant qu'elle ne mourut dans l'Eglise. M. Besse Médecin du Grand Commun du Roy, fut mandé pour aller dans la rue des Récolets, où demeuroit ladite Dame malade. M. Besse, après avoir vû la malade qui étoit comme en léthargie, occasionnée par une suffocation de matrice, dit à Mademoiselle sa fille qu'il falloit m'envoyer chercher, & que je vinsse au plûtôt, parce que l'on m'attendoit; un moment après je me rendis chez la malade, où M. Besse me dit l'état & la cause de la maladie; je mis la Dame en situation pour pouvoir bien faire rentrer la matrice & la pousser dans sa place ordinaire après l'avoir bien graissée d'huile, mon opération faite, le corps de la matrice étant bien remis en sa place, la malade reprit connoissance demandant de la nourriture; je dis à M. Besse qu'il falloit la laisser dans son lit en bonne situation couchée sur le dos les jambes un peu élevées, afin que la matrice ne sortît pas de sa place, parce que dans quelque jours, ayant restée dans cette situation, je lui mettrois un pessaire, pour lui fervir de point d'appui. L'on déter-geoit deux fois le jour cette partie avec du vin miellé que l'on lui se-ringuoit, au bout de six jours, je lui mis un pessaire, & la malade se portât de mieux en mieux, sans aucun accident, & fut entendre la Messe au bout de vingt jours, sans aucun retour de sa maladie; ladite Dame mourut de vieillesse, ayant vécu jusqu'à l'âge de quatre-vingt-dix années.

Les Sçavans Médecins, Chirurgiens & Chimiste, ont inventé dans tous les tems des remedes propres à la guérison des malades quand ils en ont connu la cause. Herophile, ancien Philosophe, nomme le Médecin & Chirurgien docte & sçavant en son Art, la main des Dieux, parce qu'il guérit les maladies du corps humain.

Il faut donc pour chercher des remedes convenables aux maux, tâcher d'en pénétrer la nature & les causes ; la science est la connoissance certaine & évidente d'une chose.

La nature est si riche & si abondante, que nous ferions injure à son Auteur, de douter un instant qu'on ne peut trouver des remedes convenables.

Enfin l'expérience qui nous rend maître de l'Art, met pour ainsi dire, le sceau de la vérité à toutes les idées des sciences & des arts.

J'ai été assez heureux par une pratique de plus de trente cinq années dans l'Art des Accouchemens, d'avoir trouvé par mes recherches & observations, la cause de la mort des femmes qui meurent en couche, ce qui m'a fait prendre de grandes précautions pour les bien accoucher & les bien délivrer, après qu'elles ont mis leur enfant au monde. J'ai été quelque tems à pouvoir trouver par mes recherches & mes observations & une longue pratique, le remede convenable pour prévenir les maux heurs funeſtes qui arrivent aux femmes qui meurent quelques jours après qu'elles ſont accouchées.

Ce remede eſt un antidote cordial, composé d'un ſuc de plante, dont j'ai connu la vertu par bien des expériences, & la réuſſite m'a été favorable.

Ce Remede composé, ſe donne après que la femme a mis ſon enfant au monde, quand on croit qu'il eſt reſté quelque portion ou quelque reſte du délivre dans la matrice après que la femme eſt délivrée.

Il eſt composé d'un ſuc de plantes avec le ſucre en conſiſtance de ſirop. Ce ſpécifique qui eſt fort agréable par ſon goût, ſe donne aux femmes, après qu'elles ſont accouchées, une heure après qu'elles ont pris leur bouillon.

La doſe eſt de quatre onces partagées en trois priſes différentes, que l'on donne à une heure de diſtance l'une après l'autre, ou en deux priſes, & en cas que le reſte du dé-

livre

livre ne ſortit pas dans la journée avec les écoulemens des vuidanges, l'on donnera un lavement à l'accouchée, d'une décoction faite avec la mauve, la guimauve, & l'armoiſe avec la graine de lin, & l'on pourra enſuite réïtérer la même doſe de la portion que l'accouchée avoit priſe, & l'on verra, comme je l'ai vû à toutes celles à qui j'ai donné ce ſpécifique, que le reſte du délivre ſortira dans le tems des écoulemens des vuidanges, auſſi-bien que ce qui auroit pû reſter dans la matrice, comme membranes des eaux, caillots de ſang, & quelquefois des ſaux germes, qui cauſent bien des douleurs à l'accouchée, dont il s'enſuit ſouvent, pendant leurs couches de fâcheuſes maladies, & l'on peut prendre même ce remede par précaution, après que la femme eſt délivrée, comme je l'ai fait prendre à des femmes, parce que ce ſpécifique n'eſt pas capable de faire aucun mal par sa qualité, & l'on se trouve à couvert d'une mauvaise suite de couche.

Ce composé de suc de plantes se conserve longtems dans un vase de verre, & les femmes qui sont dans leur terme pour accoucher peuvent, en porter à la Campagne & le prendre dans le tems, comme il est marqué ci-devant.

Le remede que je donne pour les tranchées aux femmes, après qu'elles sont accouchées, est aussi composé d'un suc de plantes, composé de même avec le sucre en consistance de sirop; on le donne comme l'autre, quand la femme est accouchée & bien délivrée; il est aussi fort agréable à prendre, l'on peut prendre les quatres onces en deux fois différentes, à la même heure. Ce remede est balsamique, il ne peut faire aucun mal, car il fortifie l'estomach, mais il seroit inutile de le donner à la femme, s'il étoit resté du délivre dans la matrice de l'accouchée, ou que la femme eût une perte de ſang après ſon accouchement.

Ces deux cauſes mortelles à la femme empêcheroient que le remede ſpécifique pour les tranchées, ne fit aucun effet pour la guériſon des tranchées que la femme a après qu'elle eſt accouchée.

Comme je n'ai aucune intention de garder ces remedes ſans les donner au public, je pourrai ne point faire de difficulté de les donner quand ils ſeront bien approuvés par les perſonnes qui en auront ſait uſage.

Quoique je promette de donner les deux remedes ſpécifiques bons pour faire évacuer la portion du placenta qui reſte après que la femme accouchée a été délivrée; il pourroit y avoir quelqu'un de la profeſſion, qui trouveroit à redire de ce que je ne dis pas la compoſition des remedes ni le nom des plantes qui les compoſent, la ſeule raiſon qui m'en a empêchée, n'a été que pour ſçavoir le bon effet effet qu'il pourra faire en le donnant aux femmes qui en auront pris, après qu'elles seront accouchées, je ne prétends pas en faire un myſtere. Encore plus, c'eſt qu'il pourroit y avoir certains eſprits qui l'ayant lû dans mon Livre, pourroient dire que je ne leur dis rien de nouveau de la découverte de la compoſition du remede ; qu'ils ſçavent auſſi-bien que moi le donner dans les cas néceſſaires, en ayant la connoiſſance plutôt que moi, c'eſt une choſe qui arrive à certain faux Sçavans qui veulent ſe donner pour tels, quand ils ont vû ou lû ce que l'Auteur a écrit.

Comme je travaille à un ſecond Tome, & que je compte que les deux remedes que donnerai réuſſiront, j'en donnerai la compoſition au Public.

FIN.

APPROBATION.

J'Ai lû par Ordre de Monseigneur le Chancelier un Ouvrage intitulé : *Observations sur les Accouchemens*, & je n'ai rien trouvé qui en empêche l'impression. A Paris ce 4 Septembre 1756.

SUC.

Autre Approbation.

JE soussigné, Maître en Chirurgie à Versailles, Chirurgien de la Charité de la Paroisse Royale de S. Louis, certifie avoir lû un Ouvrage qui a pour titre : *Observations sur les Accouchemens*, faites par M. *Bichet*, ancien Accoucheur, & je n'y ai rien trouvé que de très-propre à instruire les personnes de l'Art, en ayant vue par moi-même dans plusieurs occasions des avantages réelles, en foi de quoi j'ai signé le présent. A Versailles ce 24 Octobre 1757. ANDRE'.

Autre Approbation.

J'ai soussigné, Jacques Payerne, Ecuyer, Premier Chirurgien & Accoucheur de Madame Infante Duchesse de Parme, Plaisance, Guastala, &c. avoir lû un manuscrit de M. *Bichet*, ancien Chirurgien, qui a pour titre : *Observations sur l'Art des Accouchemens*, nouvelle découverte pour les bien pratiquer, & prévenir par-là tout les funestes accidens qui arrivent aux femmes qui meurent en couches, le tout fondé par principes de la méchanique conforme à la structure des parties, & confirmé par l'expérience, dans lequel je n'ai rien trouvé que de très-utile au public & à tous les Chirurgiens dévoué à l'Art des Accouchemens, en foi de quoi j'ai signé la présente Approbation. A Versailles le 18 Octobre 1757. PAYERNE.

PRIVILEGE DU ROI.

LOUIS PAR LA GRACE DE DIEU, Roi de France & de Navarre: A nos amés & féaux Conseillers, les Gens tenans nos Cours de Parlement, Maîtres des Requêtes ordinaires de notre Hôtel, Grand Conseil, Prevôt de Paris, Baillifs, Sénéchaux, leurs Lieutenans Civils, & autres nos Justiciers qu'il appartiendra: SALUT. Notre amé le sieur Bichet, Nous a fait exposer qu'il désiroit faire imprimer & donner au Public un Ouvrage qui a pour titre *Observations sur l'Art des Accouchemens*, s'il Nous plaisoit lui accorder nos Lettres de Privilége pour ce nécessaire. A CES CAUSES voulant favorablement traiter l'Exposant; Nous lui avons permis & permettons par ces Présentes, de faire imprimer ledit Ouvrage, autant de fois que bon lui semblera, & de le faire vendre & débiter par tout notre Royaume, pendant le tems de six années consécutives, à compter du jour de la date des Présentes; Faisons défenses à tous Imprimeurs Libraires, & autres Personnes de quelque qualité & condition qu'elles soient, d'en introduire d'impression étrangere dans aucun lieu de notre obéissance; comme aussi d'imprimer ou faire imprimer, vendre, faire vendre & débiter, ni contrefaire ledit Ouvrage, ni d'en faire aucun Extrait sous quelque prétexte que ce puisse être, sans la permission expresse & par écrit dudit Exposant, ou de ceux qui auront droit de lui, à peine de confiscation des Exemplaires contrefaits, de trois mille livres d'amande contre chacun des Contrevenants, dont un tiers à Nous, un tiers à l'Hôtel-Dieu de Paris, & l'autre tiers audit Exposant, ou à celui qui aura droit de lui, & de tous dépens, dommages & intérêts : A la charge que ces Présentes seront enregistrées tout au long sur le Registre de la Communauté des Imprimeurs & Libraires de Paris, dans trois mois de la date d'icelles ; que l'impression dudit Ouvrage sera faite dans notre Royaume, & non ailleurs, en bon papier & beaux caractéres, conformément à la feuille imprimée, attachée pour modéle sous le contre scel des Présentes ; que l'Impétrant se conformera en tout aux Réglemens de la Librairie, & notamment à celui du 10 Avril 1725 ; qu'avant que de l'exposer en vente, le Manuscrit qui aura servi de copie à l'impression dudit Ouvrage, sera remis dans le même état où l'Approbation y aura été donnée ès mains de notre très-cher & féal Chevalier, Chancelier de France le sieur de la Moignon, & qu'il en sera ensuite remis deux Exemplaires dans notre Bibliothéque publique, un dans celle de notre Château du Louvre, & un dans celle de notre très-cher & féal Chevalier, Chancelier de France le sieur de la Moignon ; & un dans celle de notre très chere & féal Chevalier Garde des Sceaux de France, le sieur de Machault, Commandeur de nos Ordres ; le tout à peine de nullité des Présentes. Du contenu desquelles vous mandons & enjoignons de faire jouir ledit Exposant ou ses ayans causes, pleinement & paisiblement, sans souffrir qu'il leur soit fait aucun trouble ou empêchement. Voulons que la copie des Présentes qui sera imprimée tout au long au commencement ou à la fin dudit Ouvrage, soit tenue pour duement signifiée, & qu'aux copies collationnées par l'un de nos amés & féaux Conseillers & Secretaires, foi soit ajoutée comme à l'original. Commandons au premier notre Huissier ou Sergent sur ce requis de faire pour l'exécution d'icelles tous actes requis & nécessaires, sans demander autre permission, & nonobstant clameur de Haro, Charte Normande, & Lettres à ce contraires : Car tel est notre plaisir. DONNÉ à Versailles, le premier jour du mois de Décembre, l'an de grace mil sept cent cinquante-six, & de notre Regne le quarante-deuxiéme. Par le Roi en son Conseil.

LEBEGUE.

Registré sur le Registre 14. de la Chambre Royale des Libraires & Imprimeurs de Paris, N° 116. Fol. 113, conformément au Réglement de 1723, qui fait défenses Article IV. à toutes personnes de quelques qualités qu'elles soient, autres que les Libraires & Imprimeurs, de vendre, débiter & faire afficher aucuns Livres pour les vendre en leurs noms, soit qu'ils s'en disent les Auteurs ou autrement, & à la charge de fournir à la susdite Chambre neuf Exemplaires, prescrits par l'Article CVIII. du même Réglement. A Paris, le 6 Décembre 1756.

Signé, *P. G. LE MERCIER*, Syndic.